汉竹主编·健康爱家系列

U0284984

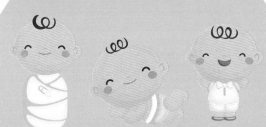

宝宝生病
妈妈这样做

崔霞 著

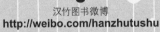

汉竹图书微博
http://weibo.com/hanzhutushu

江苏凤凰科学技术出版社
全国百佳图书出版单位

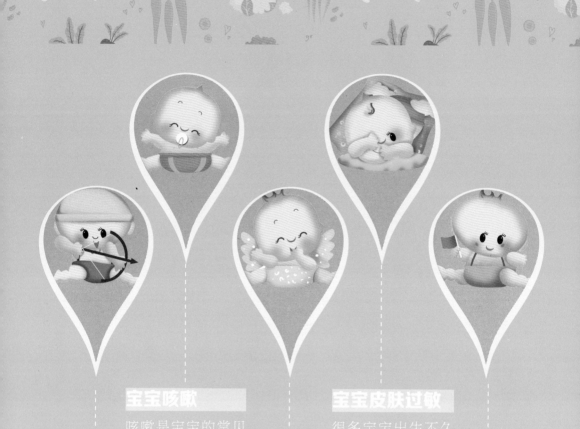

宝宝咳嗽

咳嗽是宝宝的常见症状之一，是呼吸系统疾病的共有症状。

宝宝皮肤过敏

很多宝宝出生不久就有满脸的湿疹，痒得难受，晚上睡不好，可能是过敏体质。

宝宝发热

一般宝宝身体发热了，妈妈就特别心慌与着急。其实发热不是疾病，而是一种症状。

宝宝感冒

上呼吸道感染俗称"感冒"，是宝宝常见的疾病，主要侵犯鼻、咽喉、扁桃体。

宝宝便秘

便秘的宝宝容易引起发热、咽痛。

导读

宝宝身体无缘无故发热怎么办?

宝宝咳嗽老不好怎么办?

宝宝患病时该吃些什么?

……

宝宝一出现发热、咳嗽等状况时,大多数妈妈会不知所措,以为宝宝身体出现了很大的问题,往往第一时间选择就医。去看医生不失为一种简单直接的方法,但是对于有些宝宝来说,频繁进出医院更易引起交叉感染。

宝宝患病时,妈妈首先要做的是:根据宝宝的状态积极采取相应的护理措施,缓解宝宝病痛。同时仔细观察宝宝病情走向,必要时一定要及时就医。

妈妈平时也要为宝宝做好预防和护理,助宝宝养成良好的生活习惯,可有效减少宝宝患病的概率。防患于未然,是每位妈妈应该重视的事情。

这些育儿误区，你犯过吗？

1 害怕宝宝营养不够，各种补补补

自从有了宝宝，妈妈就喜欢拿自己的宝宝跟别人家的宝宝比，过矮、偏瘦都不行，认为这是营养跟不上的表现，于是给宝宝一味地进补。

殊不知每个宝宝的生长发育情况不同，学会说话、走路等各项技能的时间也不同，不能认为这些与营养跟不上有关系。过多给宝宝进补容易导致宝宝肥胖，肥胖会对宝宝的成长造成影响，不利于健康。

2 尽早让宝宝学习走路

不少妈妈想让宝宝更早地学会站立和走路，于是就有意地去锻炼宝宝站立的能力。

实则从宝宝自己尝试爬到坐立再到学会走路，这是一个循序渐进的过程。随着时间的推移，宝宝逐渐学会站立和走路。过早的站立和走路不利于宝宝骨骼的发育，严重的会造成腿部骨骼变形。

3 食物太硬，嚼碎了再喂给宝宝

在宝宝开始尝试辅食的时候，有些妈妈或家人把各种食物嚼碎了再喂给宝宝。

这样做极易把细菌传染给宝宝，宝宝可能会出现恶心、腹胀等胃肠不适症状，应避免嚼碎了食物再喂给宝宝。如果开始尝试给宝宝添加辅食，可以把食物做得软一点儿，给宝宝吃容易消化的食物，太硬、刺激的食物不利于宝宝消化。

4 妈妈感冒了，就不能给宝宝喂奶

妈妈感冒的时候不敢吃药，也不敢给宝宝喂奶，担心感冒会对宝宝造成影响。

其实感冒会通过呼吸道飞沫或唾液等传播，不会通过乳汁传给宝宝。妈妈感冒时，可以遵医嘱服药。给宝宝喂奶前，可以先清洁一下双手，并戴上口罩，给宝宝喂奶后再服药。当然，所服药物应是对宝宝影响很小的。

5 宝宝都怕冷，要给宝宝多穿衣

大多数妈妈认为宁可给宝宝多穿点儿，也不能让宝宝冻着。时常把宝宝裹得很严实，能捂在里面的绝不露出来。

一般宝宝的代谢旺盛，体温相对偏高，再则学会走路的宝宝喜动不喜静，如果穿得过多，会影响宝宝身体的热交换，过多的热量积蓄在体内会使宝宝发热、出汗，也容易引起感冒等其他不适症状。妈妈需要根据季节天气给宝宝添衣，时常开窗通风，使空气流通，同时也要保证空气质量。

6 趁早剃光胎毛

家长喜欢在宝宝满月或百日的时候把宝宝胎毛刮干净，以为这样宝宝以后的头发才能长得更浓密。

其实毛发的生长跟宝宝自身营养与遗传有关。宝宝的皮肤很薄，头皮稚嫩，在刮胎毛时容易伤及头皮，造成细菌感染。可以等宝宝的胎毛脱落长出新头发时再进行。

7 宝宝不能吮手指

几个月大的宝宝喜欢把手指放进自己的嘴里吮，这是妈妈忍不了的，为了改掉宝宝的这个毛病，妈妈时常阻止。

宝宝吮指可以看成是宝宝发育阶段的一个生理现象，是宝宝感知和认识世界的一种方式，一味阻止只会加长宝宝吮指的期限。妈妈要做的是多给宝宝修剪指甲，勤洗手，保持卫生。

8 要给宝宝勤洗澡

洗澡的确有益于保持清洁卫生，但宝宝的皮肤比大人的娇嫩，洗澡次数过多、时间过长会降低皮肤的抵抗能力，也容易使宝宝皮肤干燥。可以根据季节天气决定宝宝洗澡的次数，且洗澡时间不宜过长。

目录

第二章　宝宝咳嗽怎么办

第五章　家有便秘宝宝

第七章 最怕宝宝说肚子疼

第九章　不要忽略宝宝的牙齿

第十章　微量元素那些事儿

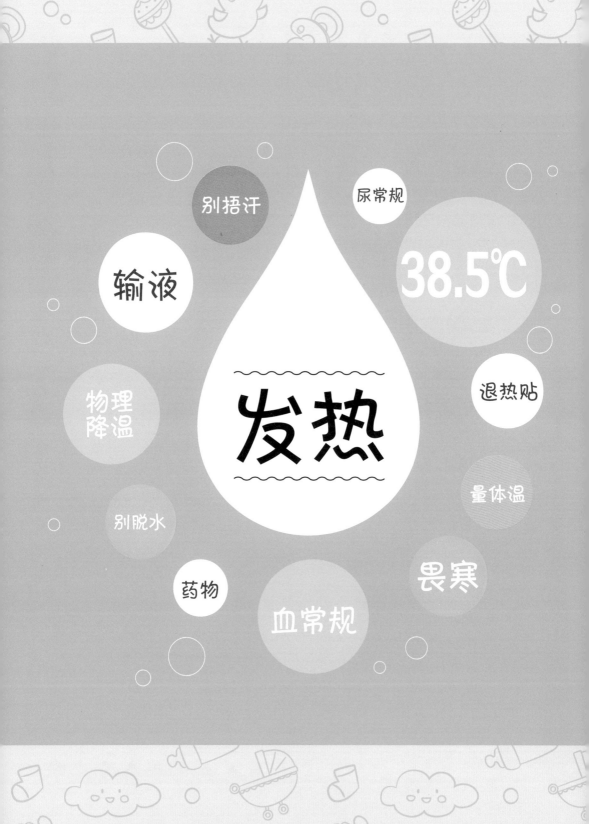

第一章
宝宝发热了，妈妈这样做

宝宝发热了，妈妈就特别心慌与着急。其实发热不是疾病，而是一种症状。轻微的发热有益于宝宝身体机能的提高，除了超高温的发热，一般不会对宝宝身体造成损害。面对宝宝发热，妈妈要仔细观察，并根据宝宝的状态精心护理，必要时及时带宝宝去医院就诊。

关于发热，妈妈需要知道的

发热是指体温超过正常范围

发热是指体温超过正常范围高限。正常小儿腋温为 36~37.2℃，腋表如超 37.2℃ 可认为是发热。很多疾病可能会导致发热的出现，常见于上呼吸道感染、支气管炎、肺炎等。

肛温最准，腋温最方便

首先，体温分为：腋温、口腔温度、肛温、耳温。一般发热的诊断是以腋温为衡量标准的。

从实际操作来看，无论是方便程度、卫生程度、安全程度，都是腋温占有绝对优势。

不过，肛温最接近人体中心温度，美国儿科学会推荐肛温。但是让一个两岁左右的宝宝乖乖趴在那里，往肛门里插一个东西，有一定难度。只有在宝宝特别小，腋温测量不方便，或者病因不明，且长期发热，发热原因待查时，才需测量肛温作对照。

测量耳温也比较方便，只需用耳温枪即可。但是耳温枪是借红外线测鼓膜（耳道内）温度，受外界干扰很大。特别是小于 3 岁的宝宝，耳道狭窄，耵聍比较多，测出来的结果不是很准确，不太推荐使用。如果非要使用（因为方便），建议先把耳道清理干净，一边耳朵测 3 下，取中间值，或者两边耳道都测一下，取中间值。

水银体温计碎了怎么办

家中有水银体温计，就可能会出现体温计碎了的情况，妈妈不要掉以轻心。

1 转移宝宝： 将宝宝抱离此房间，开窗通风。

2 搜集水银： 戴上口罩、手套，可以先用白纸把水银聚集起来，形成大滴，再用注射器（去除针头）对准水银，快速抽吸，所有搜集完毕的水银，用一个密闭的瓶子装着，再倒入自来水，盖上盖子，放到宝宝拿不到的地方。

3 处理地面： 处理地面的玻璃碴子，地面不平整的话，可能有细小残留的地方，用硫磺粉（药店可买到）撒在地面，再清扫硫磺粉即可。

发热的分类及简单护理

宝宝一发热就吃退热药，这是万万不可取的。发热一般分为低热、中等热、高热这 3 种情况。

腋温的正常范围
36~37.2℃。

低热
腋温
37.3~37.9℃，
多饮水，不必吃
退热药。

中等热
腋温38~39℃，
吃退热药，温水
擦浴。

高热
腋温39.1~41℃，
退热处理后立即
就医。

别延误病情！
若宝宝反复发
热，宜尽早就医，
避免延误病情。

别用酒精降温！
酒精擦浴会使体
温下降过快，易出
现不适，也可能引
起酒精中毒。

别脱水！
增加宝宝饮水
量，避免脱水。

别捂汗！
盲目捂汗会影响
皮肤散热，导致
体温上升。

如何物理降温

当宝宝发热时，父母应注意采取物理降温措施。一般可用温水毛巾湿敷在额头或枕部，也可用温水擦头、上下肢、腋下和腹股沟等处，帮助散热。

腋窝体温超过 37.2℃ 可定为发热。每人的正常体温略有不同，受季节、环境等影响。判定是否发热，最好是与平时同样条件下的体温相比较。

推荐方式
- 温水浴，水温比体温低 3~4℃
- 温水毛巾湿敷额头
- 热水泡手、泡脚

不推荐方式
- 酒精擦浴
- 捂汗
- 冷水擦浴
- 空调直吹

不同年龄段宝宝发热的护理

发热是一种症状，是机体对疾病的反应，也是体内抵抗感染的机制之一。既不能忽略，也不能过度治疗。

捂热综合征

捂热综合征是由于过度保暖、捂热过久引起婴儿缺氧、高热、大汗、脱水、昏迷的一种常见急症。

寒冷天气时，切忌把婴儿包裹得过紧、过严、过厚，更不要无限制地在婴儿被褥周围加热水袋等物；切忌给婴儿蒙被睡眠，以防影响呼吸。一旦出现婴儿捂热综合征，应速送医院。

低热比高热更麻烦

高热会引起家长注意，积极诊治，对症治疗，宝宝恢复较快。其实低热对人体伤害也很大，各个系统出现病变都会引起低热。长期低热会造成身体免疫系统下降，有时妈妈反而会疏忽低热，导致疾病迁延，耽误治疗。

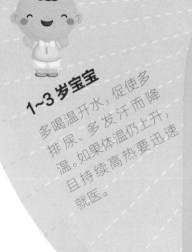

不同年龄段护理有不同

0~3 个月宝宝

不宜自行服退热药，要及时看医生。衣被不可过厚，合理喂养，按需哺乳。

4~12 个月宝宝

体温调节中枢尚未发育完善，风寒风热、惊吓均可引起体温升高。还要警惕是否为婴儿急疹引起的发热。

1~3 岁宝宝

多喝温开水，促使多排尿、多发汗而降温。如果体温仍上升，且持续高热要迅速就医。

护理方法

不同年龄段宝宝发热的护理方法大致相同，但也会稍微有些不同，妈妈多了解些宝宝发热的护理方法，照顾宝宝会更加得心应手。

这些护理误区，妈妈不要犯

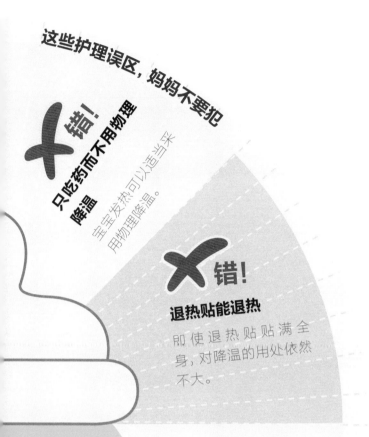

✗错！
只吃药而不用物理降温
宝宝发热时应以选用物理降温。

✗错！
退热贴能退热
即使退热贴贴满全身，对降温的用处依然不大。

✗错！
不到 38.5℃不吃药
即使不到 38.5℃，只要宝宝体温急剧上升，即可考虑服药。

认识误区

在处理宝宝的发热问题上，很多父母和长辈存在认识误区，很容易对宝宝产生不利影响。赶紧来学习一下正确的护理方法吧。

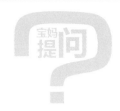

宝宝 6 个月，昨天、前天两天低热，昨晚达到38.8℃，去医院验血后吃了一次泰诺林，现在还是 37.5℃。请问医生怎么办？

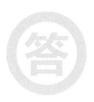

您好！如果温度不再升高，可以不用服药降温，采用物理降温的方法，同时监测体温变化。

宝妈要知道

1 一般情况下体温达到 38.5℃时要用退热药，但如果宝宝状态好，可坚持物理降温。

2 有些宝宝即使体温不到38.5℃,但是自主症状较重，也要用药。

3 有过高热惊厥史的宝宝，体温达38℃或者体温快速上升时要用药。

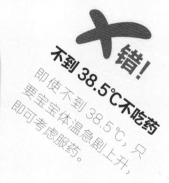

体温38.5℃以下，宜物理降温

但勿盲目夸大物理降温的作用

一般来说，宝宝的体温在 38.5℃ 以下时，多采用物理降温的方法，可用温水（37.5℃ 左右）擦拭宝宝额头、颈部、腋下、腹股沟等部位，或者给宝宝洗温水浴。

温水擦浴注意事项

澡盆中放好 37~38℃ 的水给宝宝洗澡，不是为了洗干净，而是让宝宝多接触水以达到降温的目的。但要注意，如果周围环境温度低，也可只擦洗身体局部。如果宝宝对退热药过敏，则可使用温水擦浴。但如果温水擦浴让宝宝不舒服，就应停止。

为什么不提倡给宝宝用酒精擦浴

宝宝发热时，许多家长会选择酒精擦浴的方式给宝宝降温，往往不仅不会降温，有时还会造成一些不良后果。

因为宝宝的皮肤薄嫩，通透性较强，角质层发育不完善，皮下血管相当丰富，血液循环较为旺盛，发热时全身毛细血管处于扩张状态，毛孔张开，对酒精有较高的吸收能力，酒精经皮肤更容易吸收。宝宝肝脏功能发育不健全，容易产生酒精中毒。

酒精挥发速度快，在挥发过程中会带走大量热量，使体表温度快速下降，宝宝可能因此出现寒战。有些宝宝可能对酒精过敏，出现皮疹、红斑、瘙痒等症状，引起全身不良反应。

因此在物理降温过程中，不提倡给宝宝用酒精擦浴，尤其是 3 岁以下的宝宝。

合理看待物理降温

宝宝高热，使用药物治疗是最简易、最快速的方法。除了药物降温，国内还常常推荐使用物理降温，认为其安全、有效。但不要盲目夸大物理降温的作用，还要结合宝宝的身体状况及接受程度而定。因此，需要合理看待物理降温。

进行物理降温时应注意的事项

发热期间，为宝宝物理降温时要警惕以下情况，同时若宝宝体温持续不降需及时就医。

畏寒
高热伴有畏寒的宝宝慎用擦浴。

有出血倾向的患儿
如患有白血病及其他血液病的宝宝禁用擦浴。

降温要适度
一般降至38℃左右即可。

采用药物降温
若物理降温效果不令人满意，可遵医嘱采用药物降温。

别擦拭宝宝前胸和腹部！
擦拭这两处反而不利于降温。

室温别调得太低！
宝宝温水浴时，室温不宜低于26℃，且不要开门窗。

别把冰袋直接敷在宝宝皮肤上！
容易造成冻伤，或使宝宝发抖。

别喝冷水！
选择温开水为宜。

物理降温的方法

物理降温的方法有很多种，一般情况下能有效缓解宝宝身体状况，有助于宝宝恢复正常体温。

妈妈在采取措施的时候应该注意观察病情变化，如果物理降温的方法没有效果，应及时送宝宝去医院进行专业治疗。

推荐方式
- 喝温开水
- 用温水毛巾擦拭宝宝全身
- 温水毛巾敷额头

不推荐方式
- 盲目推崇物理降温
- 水温调得高于宝宝的体温
- 洗澡时间太长

什么时候应该去医院

体温超过38.5℃或出现不适情况

一般来说，宝宝的体温在38.5℃以下时，多采用物理降温的方法。进行物理降温时，如果宝宝有全身发抖、哭闹烦躁、口唇发紫等表现，需要立即停止。如果宝宝体温超过38.5℃，或者伴有神志不清、呕吐、腹泻甚至抽搐的情况，请尽快去医院就诊。无论什么原因，宝宝发热如果超过3天，都请到医院就诊。

就医要做的准备

一般来说，妈妈会比较重视宝宝的体温情况，其实也应特别注意宝宝的饮食、起居习惯和精神状态是否发生了变化。宝宝发热时，如果精神状态和饮食习惯正常，就意味着宝宝发热不严重，不必特别着急，可以及时采用物理降温的方法。

宝宝生病时，妈妈多是着急地送宝宝去医院。去医院前应该给宝宝穿好衣服，带上奶、水、衣服等备用物品。因为到了医院，不一定能马上就医，可能还要等待一段时间。

如果宝宝发热时伴有腹泻等症状，可以把宝宝最近的排泄物也带上，这样到了医院可以及时做化验，避免浪费太多时间。

候诊时可以先验个指血

送宝宝到医院后难免会等一段时间，这时妈妈可以先带宝宝验个指血。通过验指血可以初步地了解一下宝宝的身体状况，而且检查结果相对会比较快，以减少候诊时间。

宝宝身体发热是一个自然的病程，退热是需要时间的。退热不是越快越好，过分的干预可能会对宝宝身体造成更大的损害。何时需要给宝宝吃药与输液应根据专业医生的指导操作，若盲目地采取措施，可能会对宝宝的身体与心理健康造成伤害。

就医时要做的检查及禁忌

妈妈把宝宝送到医院进行专业诊疗时，应遵循医嘱做检查和进行相应治疗，而不是自己随意决定。

血常规
可以通过查看血液中的白、红细胞等来判断宝宝病情。

尿常规
可以通过化验检查尿液来判断相应的病征。

便常规
当宝宝大便出现异常，如次数增多等情况，需做便常规检查。

别滥吃抗生素！
抗生素只适用于细菌感染导致的发热。

别着急输液！
选择治疗方式需遵从医生指导。

别急求退热！
宝宝发热时体温反复升降很正常。

别一发热就吃退热药！
轻度发热没必要吃退热药。

什么情况下应用抗生素

引起宝宝身体发热的原因非常多，但只有细菌感染引起的发热才能选择使用抗生素治疗。普通的感冒和流感都是病毒感染导致的，只有少部分合并了细菌或支原体感染。这需要通过医生来进行综合判断。爸爸妈妈不能把抗生素当作万能退热药给宝宝服用，如果宝宝不是由细菌感染引起的发热，使用抗生素不仅无效，对身体也是一种危害。

推荐方式
- 仅在细菌感染时服用
- 去医院检查发热原因
- 在医生指导下服用
- 注意合理饮食

不推荐方式
- 自己擅自用药
- 随意停药或减量

有热性惊厥的宝宝发热怎么办

热性惊厥绝大多数预后良好

热性惊厥是小儿常见的惊厥之一。来得快也去得快，绝大多数预后良好，通常不会给宝宝造成影响。发病年龄6个月至3岁较多见，一般到6岁后随着大脑发育完善，惊厥症状会得到缓解。

什么是热性惊厥

热性惊厥大多在发热性疾病初期，是一种伴随发热出现的常见急症。一般发生在上呼吸道感染或其他感染性疾病初期，体温上升到38℃以上出现惊厥，少数伴发于中耳炎、胃肠道感染或出疹性疾病初期。热性惊厥多发于发热24小时内、体温骤然上升时。

热性惊厥的症状

1 **单纯型热性惊厥：** 多数为全身强直阵挛或阵挛性发作，少数为强直性发作或失张力发作。多发生在6个月至6岁之间的宝宝，同一热程中大多仅有一次发作；热性惊厥发作形式主要为全身性发作；每次发作持续时间短，一般数秒至10分钟；发作后意识较快恢复，预后良好。

2 **复杂型热性惊厥：** 一次惊厥发作时间较长，会持续15分钟以上；同一热程中会发作2次或以上；发作形式可为全身性，也可为局部性。

3 **热性惊厥发展为癫痫或复杂型热性惊厥：** 宝宝6个月内或6岁后发病；家族有癫痫病史；去医院检查宝宝身体发热，消退后有癫痫样脑电图异常。

避免反复惊厥而引起后遗症

宝宝反复抽搐发作对大脑有很大损害，所以要避免反复惊厥而引起的脑损伤致智力障碍。大约有20%的宝宝会变成癫痫，热性惊厥持续时间较长，发作又频繁，发作后会出现昏睡，有的则在体温不是很高（38℃以下）时也发生惊厥。少数复杂型热性惊厥的病儿会有不同程度的智力发育滞后，因此只有防止惊厥的发生才能减少后遗症。

热性惊厥异常症状与检查项目

热性惊厥是一种伴随发热而出现的常见症状，通常不会影响宝宝智力发育。但当惊厥超过 15 分钟并伴有神志不正常等情况时，妈妈不能掉以轻心。

发作时间
发热最初的几小时。

持续时间
热性惊厥超过 15 分钟。

发作频率
一次惊厥后再次惊厥。

临床表现
伴有喷射式呕吐，惊厥后昏睡不起或神志不清醒等症状。

颅脑 CT
辐射性强，对身体有一定伤害。

颅脑磁共振
提供有参考价值的医学影像，无辐射。

腰椎穿刺
高度怀疑脑部有感染、出血或压力过高。

脑电图
排除是否癫痫，无创、无辐射。

惊厥发生时如何护理宝宝

宝宝发生热性惊厥时，妈妈往往会手足无措。为了宝宝能得到最安全的护理，妈妈应该学习一些应对措施。

单纯的热性惊厥一般只有短短几分钟的时间，不会对宝宝造成危害或留下后患。当发作时间超过 5 分钟或持续更长时间时，可能就不是单纯的热性惊厥，应及时拨打急救电话求助，在急救人员来之前按照推荐措施对宝宝做好护理。

推荐方式
- 让宝宝侧躺着或将宝宝的头部转向一侧
- 让宝宝躺在地板或硬板床上

不推荐方式
- 搬动宝宝身体
- 大力摇晃或紧紧抱住宝宝
- 将毛巾、手指塞进宝宝口中
- 掐人中

热性惊厥的原因

热性惊厥的原因可分为感染性与非感染性两大类，因其表现无差异，所以宝宝一旦发生热性惊厥，妈妈必须带宝宝到医院确诊，查明是由何种原因引起的热性惊厥。

1.感染性

(1) 颅内感染

见于脑膜炎、脑炎、脑脓肿等，以化脓性脑膜炎和病毒性脑炎为多。

(2) 颅外感染

由高热、急性中毒性脑病及脑部微循环障碍引起的脑细胞缺血、组织水肿可导致惊厥。在小儿大脑发育的特殊时期，可因发热出现其特殊的惊厥——热性惊厥，是颅外感染中最常见的惊厥类型。由于小儿中枢神经系统以外的感染所致的在38℃以上发热时出现的惊厥，多发生在上呼吸道感染或某些传染病初期。

2.非感染性

(1) 颅内疾病

常见于颅脑损伤、颅脑缺氧、颅内出血、颅内占位性疾病、脑发育异常、脑性瘫痪及神经皮肤综合征。另外，还有如脑退行性病变等。

(2) 颅外疾病

癫痫综合征：如癫痫大发作、婴儿痉挛症。

代谢异常：如半乳糖血症、糖原病、遗传性果糖不耐受症等先天性糖代谢异常。

中毒：儿童常因误服毒物、药物或药物过量，毒物直接作用或中毒所致代谢紊乱、缺氧等间接影响脑功能而致惊厥。

水电解质紊乱：如严重脱水、低血钙、低血镁、低血钠、高血钠。

其他：急性心功能性脑缺血综合征、高血压脑病、红细胞增多症、维生素 B_1 或维生素 B_6 缺乏症等。

退热是关键

持续发热会损害人体健康，造成人体器官和组织的协调功能失常。这时，给宝宝退热是关键。

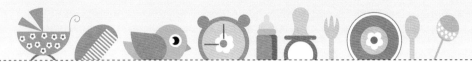

宝宝一旦发热，体温在短时间内就会很快上升，因此发生过热性惊厥的患儿在发热时，妈妈应密切观察其体温变化，一旦体温达 38℃ 以上时，应积极退热。退热的方法有两种：一是物理退热；二是药物退热。

在医生指导下服用抗惊厥药物：即平时不用药，只在每次发热性疾病的初期，当体温升高达 37.5℃ 时，立即口服安定或苯妥英钠等镇静药，也可用栓剂。长期服用抗惊厥药物：对每年发作 5 次以上的热性惊厥患儿、每次热性惊厥发作持续时间超过 30 分钟者，可长期服用抗惊厥药物，同时注意药物的不良反应。

预防宝宝抽搐的办法

1. 给宝宝充足的睡眠时间

一般年龄越小的宝宝睡眠时间越长，妈妈要保证宝宝的睡眠时间充足，有利于身体机能和免疫力的增长。

2. 养成良好的生活习惯

让宝宝养成良好的饮食习惯，不挑食、不偏食；养成勤洗手等讲卫生的好习惯；积极参加锻炼，多运动等。

3. 保持心情愉悦

生活中妈妈应积极引导和鼓励宝宝，给宝宝营造愉悦的氛围，切勿用言语伤害宝宝。

怎样预防再发热性惊厥

热性惊厥为引起小儿惊厥最常见的病因，预防热性惊厥复发，主要在两个方面，一是热性惊厥的患儿，注意锻炼身体，增强体质，预防上呼吸道感染等疾病，清除慢性感染病灶，尽量减少或避免在婴幼儿期患急性发热性疾病，这对降低热性惊厥的复发率有重要意义。二是间歇或长期服用抗惊厥药预防热性惊厥复发。

除了要养成积极的生活习惯，如果需要药物治疗，应该在专业医生的指导下服用。

发热

宝宝的特别餐单

澳大利亚发布的婴儿喂养建议（2012年）指出：发热期间的宝宝应该优先食用含铁丰富的食品，包括强化铁的奶类、谷物食品、瘦肉、鱼肉、禽蛋等。国内、国际的相关研究也发现，为发热宝宝提供丰富多样的食物，给予宝宝更加充足的营养以及抵抗疾病的营养素，可能会减少宝宝发热时间以及减轻症状。

但发热的宝宝脾胃较虚弱，应给予清淡的饮食。

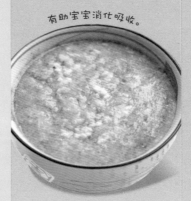

有助宝宝消化吸收。

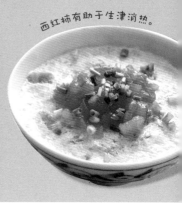

西红柿有助于生津消热。

菠菜鱼肉粥

原料：菠菜20克，鱼肉30克，粳米50克。植物油（亚麻籽油、核桃油）适量。

适应证
发热
便秘

西红柿鸡蛋羹

原料：西红柿半个，鸡蛋1个，盐、葱花各适量。

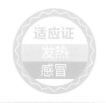

适应证
发热
感冒

制作方法

1. 菠菜焯水，然后切成碎末；将鱼清理干净，放锅中蒸熟，把肉剔出来，捣成鱼泥，一定不要有刺。
2. 将粳米淘洗一下，煮成粥。
3. 将菠菜末、鱼泥放入粥锅里，加入几滴植物油，搅拌均匀即可。

营养评价：菠菜营养丰富，但含有草酸，提前焯水，有利于去除一定的草酸。菠菜鱼肉粥富含铁元素，有助于宝宝退热。

1. 西红柿洗净，去皮切丁；放入锅中煮至熟烂。
2. 鸡蛋打散后放适量盐，然后加入西红柿丁，一起上锅蒸5分钟，撒上葱花即可。

营养评价：口感清甜，营养均衡，适合发热宝宝食用。

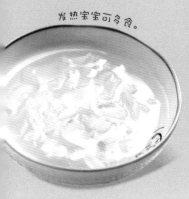
发热宝宝可多食。

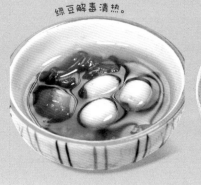
绿豆解毒清热。

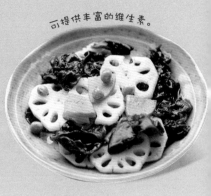
可提供丰富的维生素。

百合银耳汤

原料：干银耳 10 克，鲜百合 50 克，冰糖适量。

适应证
发热
乏力

1. 干银耳浸泡 2 小时，充分涨发，去黄蒂，撕小朵，洗净。
2. 汤煲内放银耳，加水，煮至银耳变得软烂黏稠。
3. 加鲜百合和冰糖，煮至冰糖溶化即可。

营养评价：银耳能益胃补气，和百合搭配，可缓解发热和津少口渴等症状。

绿豆莲子银耳汤

原料：绿豆 50 克，莲子 30 克，干银耳 20 克，冰糖适量。

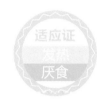

适应证
发热
厌食

1. 绿豆、莲子分别浸泡 20 分钟。
2. 干银耳泡发洗净，撕成小朵。
3. 将绿豆、莲子放入砂锅，加水大火煮沸，煮 10 分钟后放入银耳，转小火煮 40 分钟，加入冰糖至溶化，盖盖儿焖半小时即可。

营养评价：绿豆有清热解毒的作用，适用于发热期间不思饮食的宝宝。

田园时蔬

原料：藕、干木耳各等量，荷兰豆、胡萝卜、植物油、盐、醋各适量。

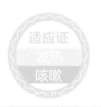

适应证
发热
咳嗽

1. 干木耳泡发，洗净，撕小朵；藕洗净，去皮，切片；胡萝卜洗净，切片；荷兰豆，用盐水浸泡洗净。
2. 藕、荷兰豆、木耳焯水，沥干。
3. 热锅放植物油，倒入胡萝卜片、荷兰豆、藕片、木耳翻炒，加盐、醋调味即可。

营养评价：藕富含碳水化合物等，口感甜脆；木耳含铁丰富。田园时蔬是营养健康的美味佳肴，有利于宝宝散热。

 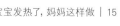

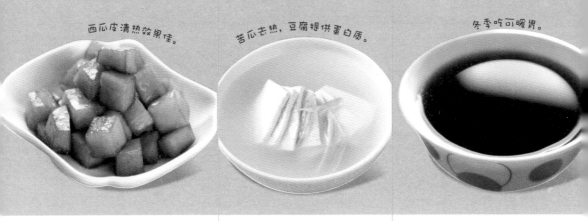

西瓜皮清热效果佳。　　　苦瓜去热，豆腐提供蛋白质。　　　冬季吃可暖胃。

凉拌西瓜皮

原料：西瓜皮 100 克，盐、白糖、醋各适量。

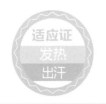

适应证
发热
出汗

苦瓜豆腐汤

原料：豆腐 100 克，苦瓜、盐各适量。

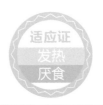

适应证
发热
厌食

红糖姜汤

原料：生姜 5 片，枣干 15 克，红糖 50 克。

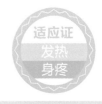

适应证
发热
身疼

制作方法

1. 西瓜皮削去最外层绿皮，洗净切丁。
2. 加白糖、盐拌匀，腌制 1 小时。
3. 滤去腌汁，用水略洗，淋上醋拌匀即可。

营养评价：西瓜皮清热、止渴，可有效改善宝宝的发热症状，适用于发热不退、口渴的宝宝。

1. 苦瓜洗净、切丝，豆腐切片。
2. 将苦瓜丝和豆腐片放进锅中，加适量水煎煮，加盐调味即可。

营养评价：苦瓜、豆腐同食可清热、生津，适用于夏季发热的宝宝。

1. 将枣干洗净。
2. 将红糖、枣干放入锅中，加适量水，煎煮 20 分钟后，再加入生姜片。
3. 将锅盖严，再煮 5 分钟，去渣取汁即可。

营养评价：生姜所含的姜辣素和姜油能舒张血管，促进发汗，适用于脾胃虚寒、肺寒痰咳、风寒感冒引起的发热。

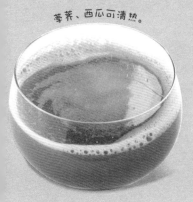

荸荠、西瓜可清热。

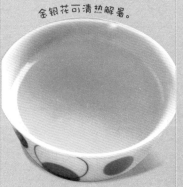

金银花可清热解暑。

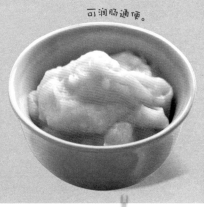

可润肠通便。

西瓜荸荠汁

原料：荸荠 5 颗，西瓜瓤 100 克。

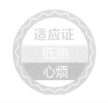

适应证
低热
心烦

银花薄荷饮

原料：金银花 30 克，薄荷 10 克，鲜芦根 60 克，白糖适量。

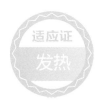

适应证
发热

红薯香蕉蛋黄泥

原料：红薯 30 克，香蕉 20 克，熟鸡蛋黄 1 个。

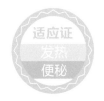

适应证
发热
便秘

1. 将荸荠洗净削皮，切块。

2. 将西瓜瓤去子，切块。

3. 将二者放入榨汁机中榨汁即可。

营养评价：西瓜清凉解渴，荸荠质嫩多津，适用于缓解宝宝发热后期心烦口渴、低热不退等症状。

1. 将金银花、薄荷、鲜芦根洗净备用。

2. 将金银花和鲜芦根放入锅中，加 500 毫升水煮 15 分钟，再加入薄荷。

3. 煮好之后去渣取汁液，加白糖调匀，趁温热服用即可。

营养评价：金银花性寒，味甘，具有清热解毒、疏散风热的功效。

1. 将红薯洗净去皮，切块；香蕉去皮打成泥。

2. 将红薯块、香蕉泥放入碗内，隔水蒸熟。

3. 将蒸熟后的红薯、香蕉泥以及熟鸡蛋黄加适量温水捣成泥或用搅拌机打成泥，调匀即可。

营养评价：红薯含有丰富的碳水化合物，还富含可溶性膳食纤维，适用于伴有便秘症状的发热宝宝食用。

与发热密切相关的5种常见病

轻微的发热会增强系统免疫力

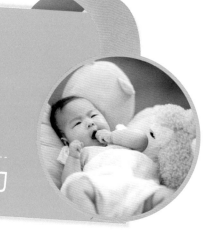

短时间的发热会增强宝宝的免疫系统反应，对宝宝身体起到一定的保护作用，但持续发热会损害宝宝的身体健康，造成宝宝身体器官和组织的协调功能失常，会引发并发症。

小儿化脓性扁桃体炎

小儿化脓性扁桃体发炎是宝宝的一种常见疾病，属于由细菌感染所致的上呼吸道疾病。

宝宝的扁桃体一般在6个月时开始发育，4~6岁发育达到高峰，12岁时开始萎缩。扁桃体是人体呼吸道的门户，是个活跃的免疫器官，并含有各个发育阶段的淋巴细胞及免疫细胞，能抑制和消灭自口、鼻进入的致病菌和病毒。目前的共识是，6岁以下儿童的扁桃体有重要的生理功能，尽量不切除。

小儿扁桃体为何易反复化脓

扁桃体是呼吸道的门户，口、鼻的细菌、病毒最易侵犯它。扁桃体小窝易积存细菌和代谢产物，藏污纳垢，只要湿度和温度适宜，就容易被感染。扁桃体小窝上皮稀疏，其间常可见淋巴细胞和其他游走细胞，形成了"小窝上皮细网化"，而成为机体与病原体和毒素斗争的场所。扁桃体上有许多较深的小窝，若患了扁桃体炎，病原体隐藏较深，容易形成病灶，无论是口服用药，还是静脉给药，常不能有效清除。再加上小儿免疫系统尚不健全，因此，易受病原体的反复侵袭而反复发作。

培养良好生活习惯

应让宝宝养成良好的生活习惯，保证睡眠时间充足，随天气变化及时增减衣服，保持室内空气流通，减少接触空气污染。坚持让宝宝锻炼身体，提高机体抵抗疾病的能力，不过度疲劳。均衡膳食，合理营养。应养成不挑食、不暴饮暴食的良好习惯。

在小儿呼吸道感染病例当中，化脓性扁桃体炎占10%~15%。其治疗起来也有一定的难度，越早发现，规范治疗，效果就越好。

小儿扁桃体发炎的护理和危害

当妈妈发现宝宝患化脓性扁桃体炎时，应尽快辨明是由什么原因导致的，然后对症采取措施。

细菌感染
遵医嘱使用敏感抗生素，足量足疗程，治疗彻底。

病毒感染
对症护理，多休息，多饮水。

扁桃体炎反复发作
由专科医生决定是否需手术治疗。

细菌和病毒混合感染
找医生对症治疗，并做好护理。

影响日常生活
儿童扁桃体过度肥大可影响呼吸和吞咽。

免疫功能紊乱
易使免疫系统功能紊乱，引起全身并发症。

引起并发症
扁桃体反复发炎，易引起风湿热、肾小球肾炎等并发症。

转为慢性扁桃体炎
需增强宝宝体质，平时注意减少感冒、着凉的情况。

如何对患化脓性扁桃体炎的宝宝进行护理

如果宝宝发热、咽痛、流涎，有时伴咳嗽、呕吐，有可能是扁桃体发炎了，需引起重视。

感冒发热容易引起扁桃体发炎，家长应预防宝宝感冒，减少扁桃体发炎的可能性。如果宝宝全身症状轻，精神好，可以在家调理。严重时要及时去医院。

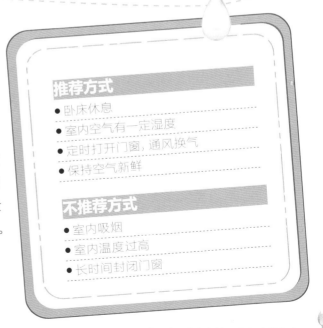

推荐方式
- 卧床休息
- 室内空气有一定湿度
- 定时打开门窗，通风换气
- 保持空气新鲜

不推荐方式
- 室内吸烟
- 室内温度过高
- 长时间封闭门窗

幼儿急疹

患儿发热退了起疹子，可能是幼儿急疹。幼儿急疹多是由疱疹病毒6、7型感染引起的，每个宝宝几乎都会感染。临床表现为突起高热，热度可高达39.5℃以上，持续3~5天，一般情况良好，全身症状轻，上呼吸道感染症状轻，"热退疹出"是特点。疹子是红色斑丘疹，压之退色，分布以躯干为主，2~3天退尽，整个病程8~10天，预后良好。

幼儿急疹会传染吗

幼儿急疹是由病毒引起的，通常是由呼吸道呼出的飞沫来传播的一种急性传染病，所以具有传染性。如果健康婴幼儿与无症状的成人患者或幼儿急疹患者密切接触，体内又缺乏免疫力，就非常有可能被传染。幼儿急疹预防的关键在于不要与患幼儿急疹的宝宝接触。同时，需合理喂养，提高自身的免疫力。

如何区分幼儿急疹与其他皮疹

幼儿急疹为热退后出疹，皮疹为红色斑丘疹，分布于面部及躯干，可持续3~4天，皮疹无瘙痒，可自行消退，没有脱屑，没有色素沉积。

如何对幼儿急疹的宝宝进行护理

幼儿急疹是由病毒感染引起的，治疗无特效药。加强护理和给予适当的对症治疗，几天后就会自愈。宝宝发热时监测体温，可用物理降温，必要时药物降温。

空气流畅
经常开窗通风。

充足睡眠
保证宝宝的休息时间。

清洁
保持宝宝皮肤的清洁卫生。

膳食
饮食清淡、易消化。

别滥用药物！
观察宝宝的精神状态，有需要时应去医院而不是擅自用药。

别穿得太厚！
不利于宝宝的皮肤散热。

别添加新的辅食！
会导致宝宝消化不良。

别一味追求纯母乳喂养！
应适当给宝宝喂温开水。

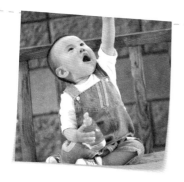
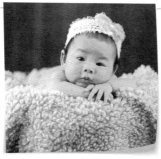
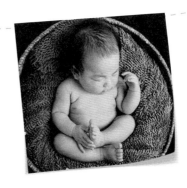

小儿肺炎

小儿肺炎是婴幼儿时期的常见病。3岁以内的婴幼儿在冬、春季节患肺炎较多，主要临床表现为发热、咳嗽、呼吸急促、呼吸困难以及肺部啰音等。小儿肺炎是婴幼儿死亡的常见原因。一旦宝宝得了肺炎，需要积极治疗，家长切不可掉以轻心。

肺炎容易引起的各种并发症

肺炎是一种多发且严重的感染性疾病，可能引发心力衰竭、脑炎、肺脓肿等甚至死亡。肺炎的治疗应采用综合措施，积极控制炎症，改善肺的通气功能，防止并发症。

特殊类型肺炎：毛细支气管炎

毛细支气管炎是2岁以下婴幼儿常有的呼吸道感染性疾病。以呼吸急促、咳嗽、喘憋为主要临床表现，多见于冬季，1~6个月的婴儿是发病的高危人群。

如何对患小儿肺炎的宝宝进行护理

对患小儿肺炎的宝宝需及时发现并给予有效的治疗，宝宝大多可以很快康复。小儿肺炎还可以并发肺不张、肺气肿、肺大泡、支气管扩张症等，所以小儿肺炎既为一种常见病，又为一种危重症，故家长要注意预防和护理。宝宝如有咳嗽、轻微气喘、喉鸣等，要及时就医。

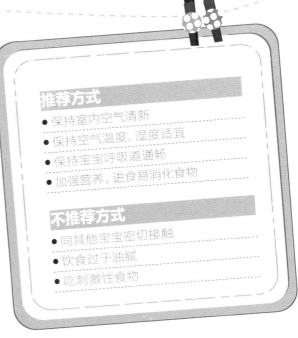

推荐方式

- 保持室内空气清新
- 保持空气温度、湿度适宜
- 保持宝宝呼吸道通畅
- 加强营养，进食易消化食物

不推荐方式

- 同其他宝宝密切接触
- 饮食过于油腻
- 吃刺激性食物

小儿疱疹性咽峡炎

小儿疱疹性咽峡炎是柯萨奇 A 组病毒所致，时常发生在夏秋两季，是一种常见的病毒性咽炎。常伴随宝宝发热、感冒时发生，也可能单独发生，除咽部外，口腔黏膜亦可发生疱疹。小儿疱疹性咽峡炎如单独发生，多无全身症状。

引起疱疹性咽峡炎的肠道病毒主要通过粪—口传播，也可以通过咳嗽、喷嚏传播，在潜伏期到患病的几周内都有传染性。

小儿疱疹性咽峡炎的临床表现

小儿疱疹性咽峡炎，多见于 3~10 岁儿童。同一患病儿童可多次发生，可每次由不同型病毒引起。潜伏期 3~10 天。多以突发高热开始，1~2 天可达高峰，体温升至 39~41℃，伴头痛、咽部不适、肌痛等不适，婴幼儿常有呕吐、流涎拒食，甚而发生高热惊厥。

小儿疱疹性咽峡炎大多数为轻型，有自限性，病程大概 1~2 周，预后良好。但也有合并细菌感染的几率，可能并发脑膜炎、心肌炎等症，如果持续高热、溃疡不愈，并伴有呕吐、头痛、精神萎靡等症状，应及时去医院就医。

如何对患疱疹性咽峡炎的宝宝进行护理

夏秋两季是疱疹性咽峡炎的高发季节，这时气温高、雨水较多、空气流通不畅，容易导致细菌和病毒急剧繁殖，进入呼吸道而引发疾病。

营养充足
给宝宝补充营养，清淡饮食。

自身清洁
注意口腔卫生，勤洗手。

室内清洁
保持室内卫生干净、无灰尘。

空气流通
室内多通风换气。

别随意刷洗宝宝餐具！
应时常对宝宝餐具进行消毒处理。

别随意使用抗生素！
滥用抗生素会损害宝宝健康。

别去人多的地方！
增加感染机会。

别吃刺激性食物！
容易刺激口腔黏膜，加重不适。

小儿痢疾

痢疾是小儿常见的肠道传染病，一般是吃了被痢疾杆菌污染了的食物或饮料而引起的。多发于夏秋两季，是以腹痛、里急后重、排黏液或脓血便为主症的肠道传染病。

小儿痢疾的临床表现

随着宝宝体温升高，会出现精神萎靡、嗜睡和烦躁的症状，甚至惊厥，伴有腹痛，排便后仍有便意或脓血便等，宝宝排便前会因腹痛而哭闹不安。

潜伏期一般1~2天，有时会持续更长时间。起病急，宝宝全身乏力、食欲减退，还会伴随恶心、呕吐等症状。病程时间过长，会发展成慢性痢疾，常见于患营养不良、贫血等症的宝宝。

密切关注宝宝的精神状态。

小儿痢疾容易与腹泻混淆，年龄小的宝宝临床症状不太典型。开始时大便多为水样，伴有呕吐，之后大便次数会增多，但大便量却在减少，反复发作的宝宝可能会出现脱肛现象。妈妈应引起注意，及时带宝宝去医院进行专业治疗，在就诊前妈妈可以预留一点儿宝宝的大便，在2小时内拿到医院进行化验。

如何对患小儿痢疾的宝宝进行护理

痢疾是常见的肠道感染疾病，在宝宝出现上述症状时，妈妈应尽快将宝宝送医院进行治疗。在医生的指导下对宝宝进行降温和用药，以免出现高热惊厥。在日常生活中也应该对宝宝加强护理。

推荐方式
- 饮食要清淡
- 喝些淡盐开水
- 注意饮食卫生
- 注意个人卫生

不推荐方式
- 吃油腻、生冷、辛辣、坚硬的食物
- 吃放置过久的食物
- 吃没清洗干净的水果

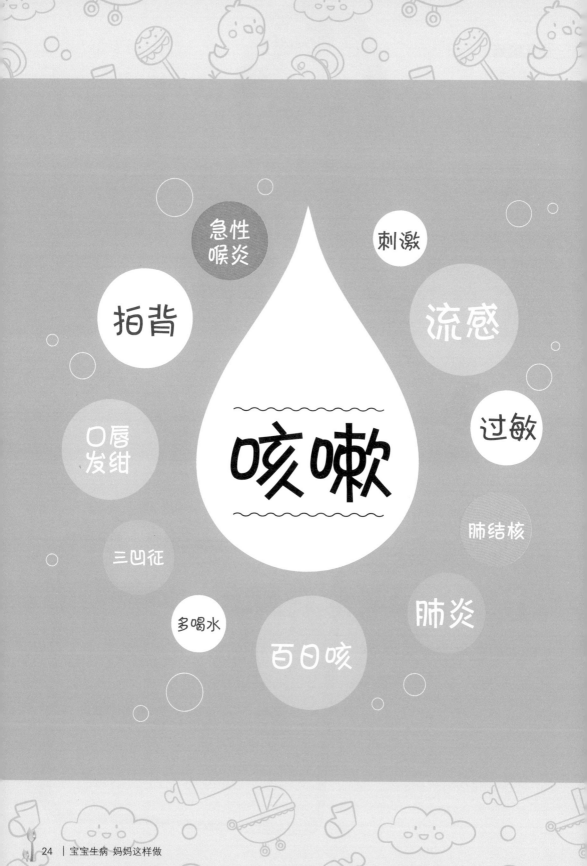

第二章
宝宝咳嗽怎么办

咳嗽与发热一样，是宝宝的常见症状之一，也是呼吸系统疾病的共有症状。咳嗽并不完全是一件坏事，有时能帮助宝宝清除进入呼吸道的异物。但当宝宝被咳嗽烦扰时，妈妈要根据宝宝的精神状态和表现来采取相应的措施。

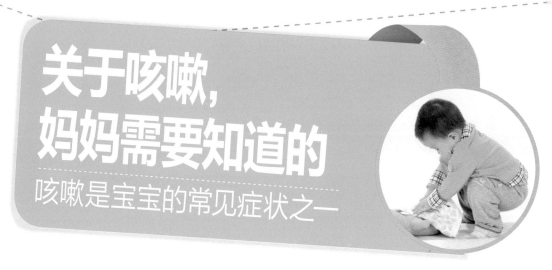

关于咳嗽，妈妈需要知道的

咳嗽是宝宝的常见症状之一

咳嗽是宝宝的常见症状之一，也是呼吸系统疾病的共有症状。咳嗽以冬春季节发病率最高，多见于 6 岁以下的宝宝。

如何分清咳嗽的性质

听咳嗽声。咳嗽伴有呼吸急促、剧烈咳嗽、咳痰，甚至胸痛的多属肺炎；咳嗽伴有喉中哮鸣声的多属哮喘；咳嗽阵作，并有回声，常为百日咳；咳声嘶哑，呼吸困难如犬吠声，常见于喉炎；咳声清扬多属风热；咳声重浊，多属风寒。

从现代医学的角度来看，宝宝容易患呼吸系统疾病、容易咳嗽的原因有：宝宝的鼻腔内鼻毛较少，不能有效地将空气过滤并且加温加湿；呼吸道免疫功能较弱；年龄较小的宝宝冷暖不能自调，不能及时增减衣物。

宝宝咳嗽时怎么护理

咳嗽是呼吸道的一种保护性反应，咳嗽了不是要马上止咳，而应尽快消炎、排痰，必要时缓解咳嗽症状。可以考虑以下方法。

拍背促排痰

妈妈可拍其背部，帮助吐痰，即使有呕吐也无妨。多数宝宝吐出痰后咳嗽减轻。

加湿空气，湿化气道

家里没有雾化机，可以试用下面的方法，倒杯开水，放在宝宝口鼻下方让宝宝闻闻雾气，深呼吸，注意不要烫伤；或者打开花洒，放出热水，有雾气出来时让宝宝进去待一会儿，都可以湿化气道，稀释痰液。如果宝宝哭闹剧烈，此法无效，同时注意多饮温水。

选用抗过敏药

在确定炎症已控制或消除的情况下发生刺激性咳嗽、阵发性干咳，可能为过敏性咳嗽，可以遵医嘱服抗过敏药。

需要就医的症状与相应措施

一般的咳嗽其实并不是一件坏事，但当宝宝咳嗽伴随下列症状时，妈妈需送宝宝去医院，候诊时，注意观察宝宝的症状变化，还可以为宝宝做一些护理。

看呼吸频率
呼吸频率明显加快，提示肺功能可能出现问题。

口唇发绀
嘴巴发紫、发白或发灰。

不规律的呼吸
呼吸长短不一，深浅不一。

三凹征
指吸气时胸骨上窝、锁骨上窝、剑突下明显凹陷。

安抚宝宝
宝宝患病时容易哭闹，加重咳喘。安抚宝宝也有利于听诊。

拍背
轻轻给宝宝拍背，助其咳嗽，排除痰液。

咳嗽时，勿急于喂食
以免导致食物被吸入气管。

多喝水
饮用温水来稀释分泌物，从而缓解咳嗽。

快速止咳的小妙招

咳嗽是一种人体自我保护的反应，主要是为了清除呼吸道内的分泌物或异物。咳嗽有其有利的一面，但长期剧烈咳嗽可能会影响肺功能。因此，需要合理看待宝宝咳嗽。有的妈妈一听到宝宝咳嗽几下，马上变得紧张起来，不知所措，这里有几个快速止咳的小妙招推荐给妈妈。

推荐方式
- 热咳时，煮荸荠梨水给宝宝喝
- 寒咳时，煮姜水给宝宝喝
- 按压孔最穴，推膻中穴

不推荐方式
- 吃刺激性食物
- 去人多、灰尘多的地方
- 大量吃补品

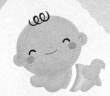

不同年龄段宝宝咳嗽的护理

咳嗽是一种防御性反射运动，可以阻止异物吸入，防止支气管分泌物的积聚，清除分泌物，避免呼吸道继发感染。

百日咳

百日咳是小儿常见的一种呼吸道传染病，是由百日咳杆菌所传染的。以阵发性痉挛性咳嗽，伴有鸡鸣样吸气声为主要特征。

宝宝患百日咳后，应及时治疗，还要清淡饮食，开窗通风，且避免与其他宝宝接触。

支气管异物

宝宝牙齿发育不完善，咀嚼功能差，不能嚼碎较硬的食物，加之宝宝喜欢抓吃食物，从而很容易在哭闹或嬉笑时将异物吸入气管。由于宝宝咽喉的防御反射功能差，保护作用不健全，常常因支气管吸入异物而突然出现剧烈咳嗽、面色发紫、呼吸困难。呼吸道异物是最常见的儿童意外伤害之一。

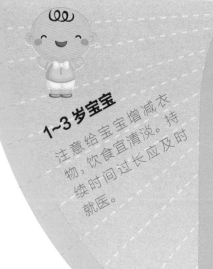

不同年龄段护理有不同

0~3个月宝宝
如咳嗽、拒乳、口吐白沫，应及时就医。

4~12个月宝宝
可以使宝宝微微立起，用手轻轻拍打其背部。多喝一些温开水，保持室内温度和湿度适宜。

1~3岁宝宝
注意给宝宝增减衣物，饮食宜清淡。持续时间过长应及时就医。

护理方法
宝宝咳嗽时，应根据宝宝的表现采取相应措施。多了解宝宝的身体状况，懂得分辨宝宝咳嗽的原因。

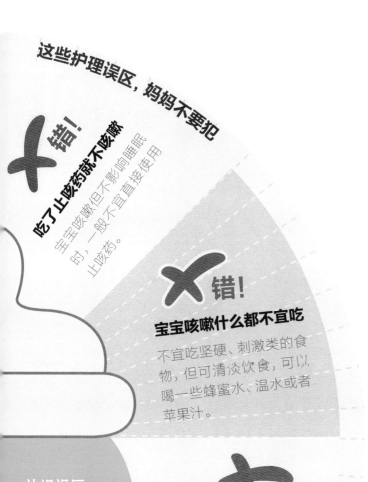

这些护理误区，妈妈不要犯

✗错！
吃了止咳药就不咳嗽

宝宝咳嗽但不影响睡眠时，一般不宜直接使用止咳药。

✗错！
宝宝咳嗽什么都不宜吃

不宜吃坚硬、刺激类的食物，但可清淡饮食，可以喝一些蜂蜜水、温水或者苹果汁。

✗错！
一咳嗽就封闭宝宝，不与外界接触

适量给宝宝加衣；宜定时开窗通风，加强空气流通；适当进行户外活动。

认识误区

对于宝宝咳嗽，妈妈总是存在一些认识误区。应学会避免这些常见误区。

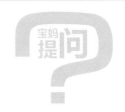

宝宝6岁9个月，总生病，特别爱咳嗽，可能跟宝宝常年打针吃药有关系，怎样能提高他的免疫力？

宝宝免疫力低，感冒咳嗽比较常见，注意均衡饮食，有利于提高免疫力，但没有哪一种食物一吃就可以提高免疫力！还应适当地加强锻炼，增加肺活量。

宝妈要知道

1 宝宝有咳嗽、流涕等轻微感冒症状，但精神状况尚好、基本不影响饮食，妈妈可以在家观察，对症护理。

2 出现咳嗽加剧、气喘、呼吸加快、口周发紫、面色苍白等症状，应尽快去医院就诊。

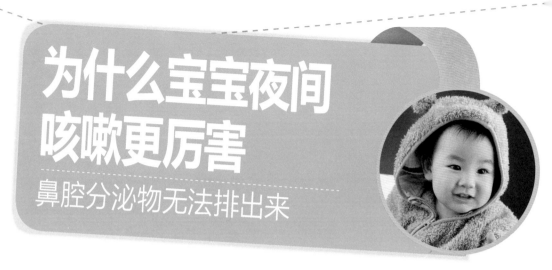

为什么宝宝夜间咳嗽更厉害

鼻腔分泌物无法排出来

宝宝特别容易咳嗽，往往咳嗽时，晚间平躺下比白天站立时更厉害。妈妈首先不要慌，应该学会判断宝宝的咳嗽是什么性质的。

浅咳与深咳的区别

宝宝咳嗽一般分为浅咳与深咳，二者很好区别。浅咳一般发生在嗓子里，声音短促，较短较浅。

浅咳一般白天的时候咳嗽较少，而往往夜晚的时候咳嗽较多。因为宝宝平躺时嗓子位置较低，鼻腔里的分泌物无法通过流鼻涕的方法排出来，就会进到嗓子里，刺激嗓子引起咳嗽，于是宝宝晚上往往咳嗽较多，不能好好入眠。

宝宝深咳一般发生在气管、支气管或是肺，深咳一次比较费力，像是从胸腔里发出，说明部位深来自下食道。此时已是严重的表现，应及时就医。

夜间咳嗽是否有炎症

宝宝夜里容易咳嗽。妈妈应该观察宝宝是否一躺下就咳嗽，还是过一段时间才开始咳嗽。宝宝鼻子堵塞，呼吸不畅，一段时间后分泌物流到咽喉，引起咳嗽，深睡眠后咳嗽减少或不咳，这可能是鼻子的问题。应到耳鼻喉科就诊。如果宝宝一躺下就咳嗽，呼吸道受刺激，不能好好睡觉，长时间咳嗽停不下来，可能是咳嗽变异性哮喘或过敏性咳嗽等。

妈妈可以使宝宝保持侧卧状态，把耳朵贴到宝宝的后背，听宝宝的呼吸声。如果宝宝的呼吸声不顺畅，有很多嘈杂的声音，那么宝宝支气管可能出现了问题；如果宝宝的呼吸带有喘促声，有可能是支气管哮喘或喘息性支气管炎。不管是哪种情况，都应该及时去医院进行专业诊疗。

咳嗽可能导致的疾病

一般宝宝咳嗽的目的是为了排出呼吸道分泌物，可以说是宝宝的一种自我保护。如果咳嗽剧烈、时间长，影响睡眠与休息，就可能发生炎症了或有其它问题。

急性支气管炎
深咳且频繁，咳出白痰或黄痰。

急性喉炎
犬吠样咳嗽，声音嘶哑，吸气性呼吸困难，或伴发热。

支气管肺炎
阵咳明显，咳痰，喘息，持续高热。

支原体肺炎
咳嗽较重，呈阵发性，初期干咳，后期分泌物增多。

哮喘性支气管炎
轻微干咳，很快出现喘息、呼气性呼吸困难。

支气管异物
突然出现剧烈呛咳，面色发紫，呼吸困难。

百日咳
阵发性、痉挛性咳嗽。

肺结核
阵发性、干咳性咳嗽，低热或高热。

宝宝咳嗽时如何护理

宝宝夜里咳嗽会严重影响睡眠，身体得不到良好的休息，更会加重病情的发展，同时也会使妈妈睡不好。当宝宝咳嗽时，妈妈不应焦虑不安，而应观察宝宝的精神状态，采取相应的护理措施，以缓解宝宝咳嗽。妈妈来学习一些关于宝宝咳嗽的护理措施吧。

推荐方式
- 让宝宝身体侧躺着
- 平躺时，稍微垫高头、胸部
- 在睡前适量喝温水
- 轻轻拍打宝宝背部
- 寒咳时，用热水袋敷在宝宝背部

不推荐方式
- 立即吃止咳药
- 吃刺激性、油腻食物
- 食用补品

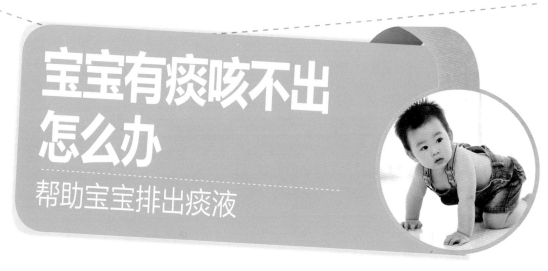

宝宝有痰咳不出怎么办

帮助宝宝排出痰液

呼吸道的痰液里有很多蛋白质的成分，如果宝宝咳不出来，通过呼吸道进去的细菌就会在痰液里快速繁殖导致感染。宝宝咳嗽时的力量很弱，不能彻底地清除呼吸道中的分泌物，痰液不能顺畅流通，宝宝的病情就会加重。

宝宝有痰怎么办

咳嗽是一种人体排除异物的自我保护途径，宝宝有痰时，应鼓励他咳出来，即使不会吐，到了喉咙咽下去进入肠道也可以。如果咳不出，妈妈可以帮助宝宝做一些护理。

拍拍宝宝的背部

妈妈可以通过拍背方式帮助宝宝吐痰，注意拍背的手背要拱起，手掌要呈空心状。从下向上，由外而内，拍宝宝背部两侧，要交替进行，以拍到背部振动为佳，每侧拍 3~5 分钟，每天 2~3 次即可。

多喝温热的白开水

要多给宝宝喝温热的白开水，充足的水分能有效地帮助宝宝稀释痰液，有利于痰液的咳出。饮食上也要尽量清淡。

雾化治疗

雾化治疗是比较好的，药物直接吸入到气道发挥作用。

反复咳嗽怎么办

宝宝咳嗽本身不是一种病，而是常见的症状之一，对身体的一种保护机制，但是反复咳嗽并不有利于宝宝的身体健康。妈妈应该根据宝宝的咳嗽症状采取相应的护理措施。一般来说，当宝宝咳嗽时，应以祛痰为主，尽量帮助宝宝排出痰液，从而使细菌不易繁殖，呼吸道恢复顺畅，有效缓解宝宝咳嗽。

咳嗽的原因及禁忌

　　很多宝宝咳嗽长时间不见好，妈妈便非常着急，不知道到底是什么原因引起的，下面来看看可能引发咳嗽的原因以及妈妈应该采取的措施。

普通感冒
不会超过1个星期，多为一声声刺激性的咳嗽。伴有鼻塞、流涕等。

流感
多发于冬春流感季节，常有多个宝宝同时感染的现象。多会发热。

过敏
持续或反复发作的剧烈咳嗽，闻到刺激性气味加重。

冷空气刺激
会刺激呼吸道，导致咳嗽。

别不出门！
妈妈应当多带宝宝到户外活动，加强锻炼。

别接触毛发！
家里不要养宠物或给宝宝玩毛绒玩具等。

别到人多的地方！
发于流感季节时的咳嗽，常有群发现象。

别吃油腻食物！
宜饮食清淡，多吃新鲜蔬菜水果，忌油腻和刺激性食物。

如何护理反复咳嗽的宝宝

　　普通的咳嗽可能会使宝宝有鼻塞、流鼻涕的症状，伴食欲不振、精神萎靡。稍微严重时，会反复咳嗽，总不见好，妈妈应及时送宝宝去医院治疗，也应在日常生活中做好相关护理。

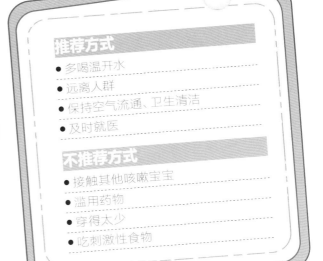

推荐方式
- 多喝温开水
- 远离人群
- 保持空气流通、卫生清洁
- 及时就医

不推荐方式
- 接触其他咳嗽宝宝
- 滥用药物
- 穿得太少
- 吃刺激性食物

咳嗽

宝宝的特别餐单

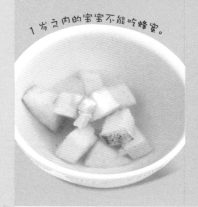

1岁之内的宝宝不能吃蜂蜜。

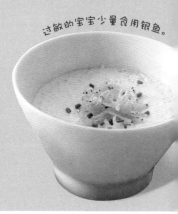

过敏的宝宝少量食用银鱼。

宝宝咳嗽期间需要增加营养，增加优质蛋白的摄入，以利于机体抵抗疾病。由于咳嗽常伴有其他症状，可能会影响到宝宝的食欲，导致宝宝不肯吃饭等问题。因此，如果宝宝愿意进食，就尽可能让宝宝正常吃饭。如果宝宝不愿意吃蔬菜和水果，此时可以适量喝点儿果蔬汁。如果宝宝吃饭很少，但愿意喝奶，可以适量增加奶的摄入。

蜂蜜雪梨汤

原料：雪梨1个，蜂蜜适量。

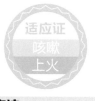

适应证
咳嗽
上火

制作方法

1. 雪梨洗净，切块。
2. 锅中加入适量水，加入雪梨块大火煮开。
3. 待雪梨熟透时关火，稍凉，加入蜂蜜拌匀即可。

营养评价：蜂蜜和雪梨都含有一定的果糖，对缓解咳嗽有益。不建议1岁以内的宝宝吃蜂蜜。

银鱼蒸蛋

原料：银鱼5克，鸡蛋1个，葱花、香油各适量。

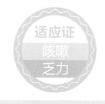

适应证
咳嗽
乏力

1. 鸡蛋打入碗中搅拌均匀，加入适量清水，放入锅中蒸10分钟。
2. 打开锅盖，放入银鱼再蒸2分钟。
3. 出锅时撒入葱花，滴入香油即可。

营养评价：营养丰富，质地嫩滑，容易消化吸收。银鱼和鸡蛋均含有优质蛋白，口感好，适合咳嗽的宝宝食用。

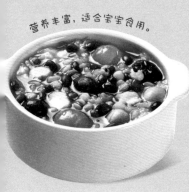

营养丰富，适合宝宝食用。

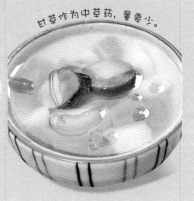

甘草作为中草药，量要少。

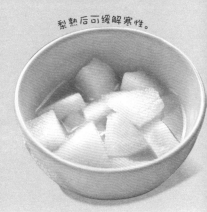

梨熟后可缓解寒性。

八宝粥

原料：黑豆、芸豆、红豆、花生、莲子、红枣、薏米、桂圆肉各适量。

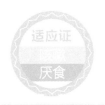

适应证
咳嗽
厌食

胡萝卜荸荠汤

原料：胡萝卜100克，荸荠200克，甘草适量。

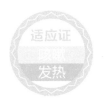

适应证
咳嗽
发热

川贝冰糖炖梨

原料：雪梨1个，川贝粉3克，冰糖适量。

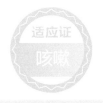

适应证
咳嗽

1. 黑豆、芸豆、红豆、花生、薏米、莲子提前浸泡3~4小时，洗净。
2. 将所有原料放入锅中，加入适量清水，大火烧开，转小火熬2小时，至豆熟粥烂即可。也可以用电高压锅煮豆模式，将豆煮烂。

营养评价：八宝粥含有多种谷类食物，营养丰富；含有丰富碳水化合物和多种B族维生素；对咳嗽伴有食欲不佳的宝宝，也能有一定的吸引力。

1. 胡萝卜、荸荠去皮洗净；胡萝卜切块；荸荠对切；甘草洗净，切片。
2. 把原料放入锅中，加开水，大火煮沸，转小火炖1小时即可。

营养评价：荸荠有清肺止咳、生津化痰的功效，可用于缓解肺热咳嗽或由热病引发的咳黄黏脓痰等症状。

1. 雪梨削皮，切成块。
2. 将雪梨、冰糖、川贝粉放入锅中，加适量水，大火煮开，转小火炖20分钟，放凉后食用即可。

营养评价：雪梨含苹果酸、柠檬酸、维生素 B_1、维生素 B_2、维生素 C、胡萝卜素等，具有生津润燥、清热化痰之功效；川贝有化痰止咳，清热散结的作用。

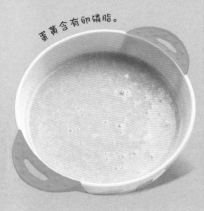
蛋黄含有卵磷脂。

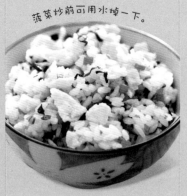
菠菜炒前可用水焯一下。

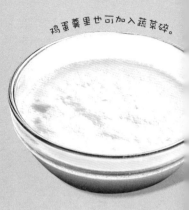
鸡蛋羹里也可加入蔬菜碎。

蛋黄玉米泥

原料：鸡蛋1个，玉米粒适量。

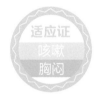
适应证
咳嗽
胸闷

胡萝卜菠菜鸡蛋炒饭

用料：熟米饭50克，鸡蛋1个，胡萝卜、菠菜各20克，葱末、盐、植物油各适量。

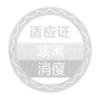
适应证
咳嗽
消瘦

蒸鸡蛋羹

原料：鸡蛋2个，盐适量。

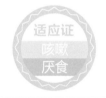
适应证
咳嗽
厌食

制作方法

1. 玉米粒洗净，用搅拌器打成泥；鸡蛋煮熟，取蛋黄捣成泥状。
2. 将玉米泥放入锅中，隔水蒸熟，加入蛋黄泥，搅匀即可。

营养评价：玉米属于全谷类食物，口感也不错，可以打成泥。和蛋黄搭配，味道更好。

1. 胡萝卜洗净、切丁；菠菜洗净、切碎；鸡蛋打成蛋液。
2. 锅中倒油，放入鸡蛋液，炒散，盛出备用。
3. 锅中倒油，放葱末煸香，加胡萝卜丁、菠菜碎、鸡蛋翻炒至熟，加盐调味，最后放入熟米饭翻炒片刻即可。

营养评价：胡萝卜菠菜鸡蛋炒饭富含蛋白质、胡萝卜素、铁、钙等营养素，有利于宝宝的健康成长。

1. 鸡蛋磕入碗中打散，加盐调味，温开水兑入蛋液中；用筛网过筛2遍，去掉蛋液中的空气。
2. 盖上保鲜膜，用牙签在保鲜膜上扎几个孔。蒸锅内加水烧开，把碗放入蒸屉上，中小火蒸约8分钟即可。

营养评价：鸡蛋中含有丰富的优质蛋白质、卵磷脂、多种维生素和矿物质，适合宝宝咳嗽时食用。

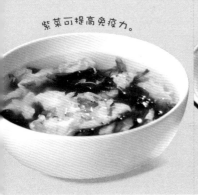
紫菜可提高免疫力。

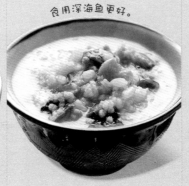
食用深海鱼更好。

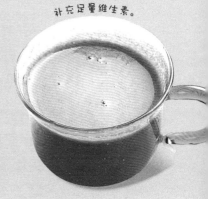
补充足量维生素。

紫菜鸡蛋汤

用料：鸡蛋，紫菜，虾皮，葱花，盐，香油各适量。

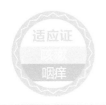
适应证 咳嗽 咽痒

鱼肉粥

用料：小米、粳米各25克，鱼肉50克，香油、盐各适量。

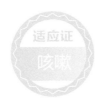
适应证 咳嗽

胡萝卜山楂汁

用料：山楂30克，胡萝卜50克。

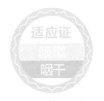
适应证 咳嗽 咽干

1. 将紫菜撕成片状；鸡蛋打匀成蛋液，在蛋液里放入一点儿盐，搅拌均匀。
2. 锅里倒入水，待水煮沸后放入虾皮略煮，再倒入鸡蛋液，搅拌成蛋花；放入紫菜片，用中火再继续煮3分钟。
3. 出锅前放入盐调味，撒上葱花，淋入香油，搅匀即可。

营养评价：紫菜含有丰富的碘，可以给宝宝补碘，还有缓解宝宝咳嗽的作用。

1. 鱼肉洗净去刺，剁成泥；小米、粳米一起淘洗干净。
2. 将小米、粳米入锅煮成粥后，下入鱼泥煮熟。
3. 加盐稍煮，淋上香油即可。

营养评价：鱼肉肉嫩，含有丰富的DHA或EPA，尤其是深海鱼。因此，可以在宝宝咳嗽时适当吃些鱼肉。

1. 山楂洗净、去子，切4瓣；胡萝卜洗净，切碎。
2. 将山楂、胡萝卜碎放入榨汁机中榨汁，滤渣取汁，温服即可。

营养评价：山楂富含维生素C、有机酸等，还可以与胡萝卜搭配榨成汁，温热后给宝宝饮用，可润喉，缓解宝宝咳嗽。

与咳嗽密切相关的5种常见病

及时分辨宝宝咳嗽的原因

咳嗽是一种人体自我保护的反应，主要是为了清除呼吸道内的分泌物或异物。咳嗽有其有利的一面，但长期剧烈咳嗽可能会导致支气管扩张、肺功能受影响。

支气管炎

在医院儿科门诊中，每天都会碰到一些因咳嗽来就诊的宝宝。家长反映说，宝宝咳嗽已一个多星期了，咳嗽多发生在夜间或凌晨，运动后咳嗽加重、痰多，胸部 X 线摄片提示肺纹理增阻，咳嗽前曾有感冒症状，服用抗生素效果不明显。

怎么区分普通咳嗽、支气管炎和肺炎

它们共同的特点是咳嗽，从病情严重程度看是逐级递增的。但单从咳嗽次数、频率上则很难区分。

打个不太恰当的比喻，普通咳嗽是"楼房门口"，支气管炎是"走廊"，肺炎则是病原体侵犯到各个"房间"里面。

肺炎的特点是呼吸加快。用一种简易的方法可以算出宝宝的呼吸频率，当宝宝安静时或入睡后，数宝宝每分钟呼吸的次数。呼吸增快的标准是：1~2 个月婴儿呼吸频率大于或等于每分钟 60 次；2 个月至 1 岁婴儿呼吸频率大于或等于每分钟 50 次；1~3 岁幼儿呼吸频率大于或等于每分钟 40 次。若出现呼吸加快，则患肺炎的可能性大。

有时医生听诊可以判断，听到细湿啰音一般就是肺炎，但听不到也不能排除得肺炎的可能性。到医院拍胸部 X 光片是很直接的确诊方法，可以明确区分是支气管炎还是肺炎。

怎么预防宝宝支气管炎

及时增减衣服，不要受凉或者过热；注意空气流通，不去人员密集场所，不和患者接触，家人生病后及时隔离或佩戴口罩，远离吸烟环境，不被动吸烟。

逐渐增加运动量，锻炼肺活量，耐受冷空气刺激，一旦有上呼吸道感染症状时及时治疗。

患支气管炎宝宝的喂养

有研究表明，免疫力低下、营养不良、维生素 D 缺乏均可成为支气管炎的诱因。因此，除了积极治疗疾病，还要注意宝宝的营养问题。

进食母乳
可少量、多次进食母乳或配方奶。

食物多样性
以奶为主，同时可以给予流质或半流质的粥类等。

优质蛋白的摄入
提供充足能量，如畜瘦肉、鱼、蛋、奶等。

补充水分
保证水供给充足。

别吃油腻食物！
油腻食物不利于炎症的消除。

别等到口渴时才喝水！
应及时补水或喝果汁与汤。

别只吃一类食物！
保持均衡饮食。

别一次喂太多！
宝宝每次吃得太多不利于消化。

如何对患支气管炎宝宝进行护理

有的妈妈一听到宝宝咳嗽几下，马上变得紧张起来，生怕宝宝咳出大问题。宝宝生病需要综合性照料，俗话说："三分治疗，七分护理"。妈妈应事先学会如何护理宝宝，才不会在宝宝生病时措手不及。

推荐方式
- 及时给宝宝增减衣物
- 多喝温开水
- 及时补充营养
- 保持空气温度和湿度

不推荐方式
- 长期待在室内
- 到人多的地方去
- 不爱喝水
- 吃刺激性食物

肺炎

肺炎是儿科常见病之一，四季均易发生，3岁以内的婴幼儿在冬、春季节患肺炎较多。以发热、咳嗽、气促、呼吸困难以及肺部固定的湿啰音为共同临床表现。一旦得了肺炎，需要积极治疗。如果肺炎反复发作，或治疗不彻底，会严重影响宝宝的身体健康，家长切不可掉以轻心。

怎么预防宝宝肺炎

增加户外活动，以增强宝宝的免疫功能，尤其是呼吸道的抗病能力。

居室通风。即使是冬天也要定时换气，以保持室内空气新鲜，降低致病微生物的浓度。

防寒保暖，及时增减衣服。

合理喂养。避免呛咳，避免呛奶；适量多吃富含维生素 A 或 β - 胡萝卜素（可转化成维生素 A）的食物，促进呼吸道黏膜的健康。

预防呼吸道传染性疾病，冬、春季节尤其是流感流行期间避免带宝宝去人多的公共场所。

如果宝宝出现发热、咳嗽等症状，应及时就诊，密切观察其病情变化。

如何对患肺炎宝宝进行护理

治疗肺炎应采取综合措施，积极控制炎症，改善肺的通气功能，防止并发症。肺炎宝宝因较长时间高热，体力消耗严重，故应提供充足能量。

食物丰富
多吃含铁、锌丰富的食物，如猪瘦肉、鸭肉等。

水果
多吃水果，如苹果、梨、橘子等。

补充水分
多喝温水或者果汁。

蔬菜
多吃绿色蔬菜。

别偏食！
营养要全面，不要挑食、偏食。

别封闭空间！
多开门窗，保持空气流通。

别滥吃抗生素！
应在医嘱下服用抗生素。

别吃刺激性食物！
不要吃油腻、辛辣的食物。

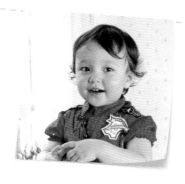
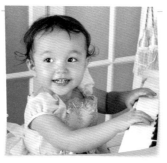
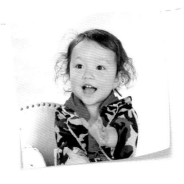

哮喘

哮喘是儿童时期最常见的慢性呼吸道疾病，是气道的一种慢性炎症性疾病，对过敏原刺激高反应性，对易感者可引起广泛且可逆的不同程度的气道阻塞症状。临床表现为反复发作性喘息、呼吸困难、胸闷、咳嗽，常常在夜间与清晨发作，症状可自行缓解，有些必须经过治疗才能好转。小儿哮喘如果不及时治疗会给宝宝造成很大的危害，引发一系列的并发症，如下呼吸道感染、多脏器功能衰竭、呼吸骤停、呼吸衰竭和生长发育迟缓等。

预防哮喘，居家环境很重要

哮喘是慢性呼吸道疾病，在很大程度上受环境影响，如空气污染、环境潮湿等，可能会直接导致宝宝哮喘发作。因此，必须减少室内能产生异体蛋白的来源，减少室内灰尘，减少螨虫滋生。

如何对患哮喘宝宝进行护理

哮喘宝宝需要妈妈更细心的照顾。哮喘的反复发作会影响到宝宝的健康和发育，对宝宝日常生活造成很大的影响，也会一直困扰着家长。所以妈妈要学会在日常生活中为宝宝做好防护措施，尽可能避免宝宝哮喘发作，要注意以下几个方面。

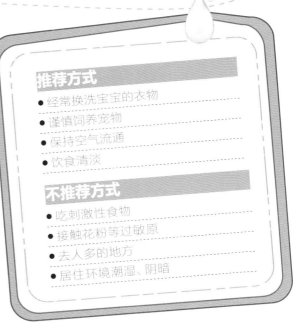

推荐方式

- 经常换洗宝宝的衣物
- 谨慎饲养宠物
- 保持空气流通
- 饮食清淡

不推荐方式

- 吃刺激性食物
- 接触花粉等过敏原
- 去人多的地方
- 居住环境潮湿、阴暗

咳嗽变异性哮喘

咳嗽变异性哮喘是指以慢性咳嗽为主或为唯一临床表现的一种特殊类型哮喘。咳嗽变异性哮喘的发病原因是错综复杂的，如果父母有哮喘，宝宝患病的概率会比正常人高一些。

很多宝宝常常无缘无故地咳嗽不止，极易被误诊为支气管炎，而使用各种消炎药和止咳药物，但往往没有疗效。咳嗽持续发生或者反复发作，导致咳嗽迁延不愈，最终引发咳嗽变异性哮喘。

咳嗽变异性哮喘如果得不到及时、有效的诊断和治疗，可能会发展为典型哮喘，在宝宝咳嗽的同时还会伴有喘息、胸闷等症状。宝宝患病时，应正确治疗，控制病情。

咳嗽变异性哮喘的临床表现

超过 1 个月无原因的慢性咳嗽，咳嗽多呈阵发性、刺激性干咳，或有少量白色泡沫样痰。宝宝咳嗽严重时会恶心或呕吐。

在剧烈运动、吸入冷空气或闻到刺激性味道后咳嗽会加重。给宝宝服用多种抗生素却没有什么疗效。

如何对患咳嗽变异性哮喘宝宝进行护理

咳嗽变异性哮喘在儿童中发病率极高，因为咳嗽是变异性哮喘的唯一症状，以长期干咳为主，有时很容易被误诊。宝宝患病时，妈妈应做以下护理。

清洁环境
保证生活环境清洁。

补充水分
多喝温水。

多运动
加强身体锻炼。

遵医嘱
根据医嘱按时吃药。

别饲养宠物❗
宠物的皮毛是哮喘的过敏原之一。

别不注意清洁❗
勤洗勤换宝宝的被褥、衣裤。

别吃得太多❗
否则不易消化，也不利于病情恢复。

别吃刺激性食物❗
吃刺激性食物会加重宝宝咳嗽。

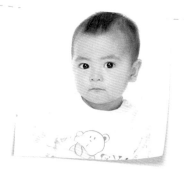
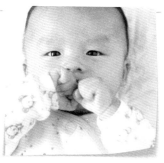
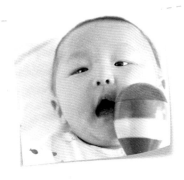

上呼吸道综合征

是指由鼻部疾病引起的分泌物，倒流鼻后和咽喉部，甚至反流入声门或气管，引发以咳嗽为主要表现的综合征。除了鼻部疾病外，上气道综合征还常与咽、喉、扁桃体的疾病有关，如咽炎等。

上呼吸道综合征的临床表现

以咳嗽为主要临床表现，咳嗽没有明显的规律和特征性，常伴有打喷嚏、鼻痒、鼻分泌物增加和鼻塞等，有咽后黏液附着感，伴或不伴有鼻后滴流感。

鼻炎表现有鼻痒、喷嚏、流涕等；鼻窦炎表现有黏液脓性或脓性涕、面部和头部疼痛、嗅觉障碍等。

常有咽部不适、异物或烧灼感、疼痛等，以咽喉部发痒最为常见。

大多数患病宝宝治疗两周可产生疗效，或者自然痊愈。如果反复发作或者属于过敏体质，又不注重家庭护理，容易发展成慢性炎症。

如何对患上呼吸道综合征宝宝进行护理

上呼吸道综合征是指引起咳嗽的各种鼻咽喉疾病的总称，是导致慢性咳嗽的重要原因之一。导致儿童上呼吸道综合征最常见的鼻部疾病是慢性鼻炎、鼻窦炎及过敏性鼻炎。妈妈在宝宝患病期间可以对宝宝做如下护理。

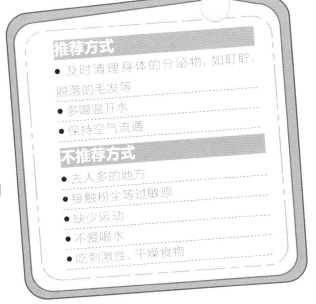

推荐方式

- 及时清理身体的分泌物，如耵聍、脱落的毛发等
- 多喝温开水
- 保持空气流通

不推荐方式

- 去人多的地方
- 接触粉尘等过敏原
- 缺少运动
- 不爱喝水
- 吃刺激性、干燥食物

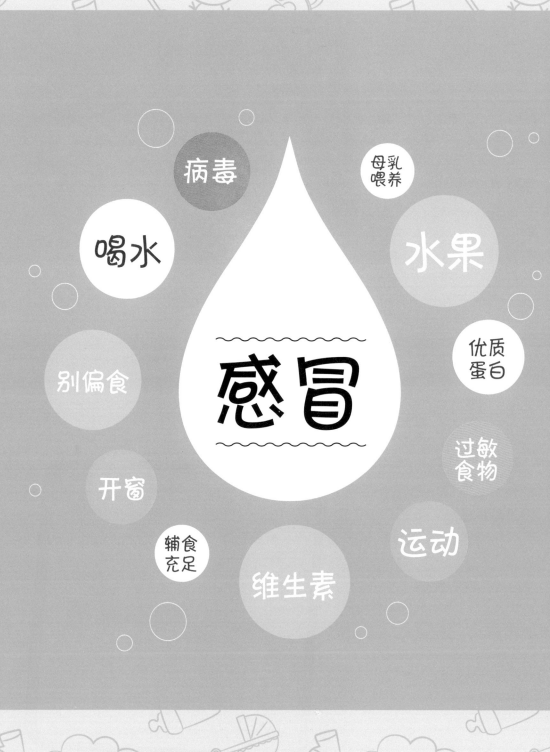

病毒

母乳喂养

喝水

水果

别偏食

优质蛋白

开窗

过敏食物

辅食充足

运动

维生素

感冒

第三章
宝宝为什么
总是感冒

感冒又称上呼吸道感染，90%以上是由病毒所致，是宝宝常见的疾病之一，主要侵犯鼻、咽喉、扁桃体。每年冬季，预防宝宝感冒是妈妈要做的必修课。本章不仅帮助妈妈了解宝宝感冒的原因，还提供一些宝宝感冒时必要的护理方法。

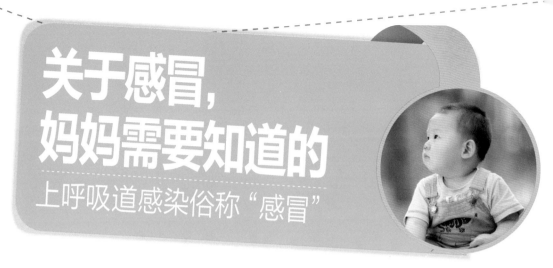

关于感冒，妈妈需要知道的

上呼吸道感染俗称"感冒"

上呼吸道感染俗称"感冒"，是小儿常见的疾病，主要侵犯鼻、咽喉、扁桃体。各种细菌、病毒均可引起感冒，其中尤其以病毒感染较多，约占90%以上。病毒感染后也可继发细菌感染。

普通感冒和流行性感冒的区别

普通感冒：一般起病较缓，发热不会超过39℃，常呈散发性，一年四季都有可能发生。病情较轻，症状不重，多无传染性。上呼吸道感染症状，如咳嗽、咽痛等比较明显，头痛、全身酸痛、畏寒、发热等较轻。一般经5~7天可痊愈。

流行性感冒：起病比较急，体温常超过39℃，有明显的传染性及流行性，好发于冬季，以经常形成区域性流行为主要特征。上呼吸道症状较轻，伴有高热恶寒，无汗，或汗出仍高热不退，目赤、咽红，或见扁桃体肿大、头痛、全身肌肉疼痛、嗜睡、精神萎靡，或恶心呕吐等症状。有的宝宝还伴有腹痛、腹胀、腹泻、呕吐等消化系统症状，甚至发生惊厥。

宝宝感冒"扛不扛"

这个需要分情况。一般感冒都有个过程，出现发热、流涕、咳嗽等，如果为普通病毒感染，中毒症状轻，宝宝精神好，能吃能玩，即使有些症状，也可以在家观察，进行护理。但如果宝宝小于3月龄，精神不振，吃得少，不爱玩，不如以前灵活，或面色苍白，还是建议去医院就诊，以免贻误治疗时机。

在治疗宝宝感冒时，首先要区分风寒和风热，家长可以根据宝宝的咽部红与不红来做初步判断。咽部不红的多是风寒感冒；咽部红或肿痛的多是风热感冒，临床上以热证偏多。

风寒感冒表现为：发热，明显怕冷，宝宝喜欢靠在妈妈怀里，无汗，可伴有鼻流清涕、喷嚏、咽不红、舌苔薄白的症状。

风热感冒表现为：发热较重，无明显怕冷，有汗出，伴鼻塞、流黄浊涕、咽红或痛、舌苔薄黄的症状。

感冒类型及简单护理

普通感冒一般 3~4 天就会缓解，若宝宝的发热持续不退或病情加重，可能炎症已经波及其他部位，应及时送宝宝去医院治疗。下面介绍几种感冒类型与注意事项。

风寒型感冒
除有鼻塞、头痛的症状外，还伴有恶寒等。

风热型感冒
除有感冒的症状外，还伴有发热、喉咙疼、便秘等。

暑湿型感冒
有恶寒、发热、腹泻与口淡无味、倦怠等症状。

时行感冒
多与气温骤变有关，有较重的畏寒、发热等症状。

别不爱喝水！
常喝温开水能帮助排出有害物质。

别整天休息！
常走动一下，改善血液循环，提高免疫力。

别乱服用感冒药！
应在专业医生指导下用药。

别抽烟！
家长抽烟对宝宝的危害大。

预防感冒的方法

宝宝呼吸系统的发育不像成人那么完善，呼吸道的免疫功能也比较差。从宝宝的鼻子开始说，他们的鼻腔比较短，鼻毛比较少，黏膜柔嫩，这样的生理结构导致他们对一些有害物质的过滤不像成人那么好，因此更容易发生呼吸系统的疾病。妈妈要有预防宝宝感冒的意识。

推荐方式
- 定时开窗通风
- 及时清洗鼻腔
- 外出归来后换衣服
- 接触宝宝前做好清洁

不推荐方式
- 带宝宝到人多的地方
- 环境闭塞
- 缺乏锻炼

不同年龄段宝宝感冒的护理

感冒是一种常见的呼吸道疾病，多由于病毒引起。起病急，有咽干、喉痒、鼻塞等症状。在宝宝生病时妈妈应及时护理。

风寒感冒

风寒型感冒是宝宝受风寒而发生的感冒。宝宝发热、明显怕冷，喜欢靠在妈妈怀里，无汗，伴有头身疼痛、鼻流清涕、喷嚏、咽喉不红、舌苔薄白的症状。治疗风寒感冒的关键是疏散风寒。可采用热水泡脚、喝姜糖水等方法。

风热感冒

宝宝患风热感冒时一般发热较重，无明显怕冷，有汗出，伴鼻塞，流黄浊涕，咽喉红或痛，舌苔薄黄。风热感冒用药需更为谨慎，有专门为宝宝设计的小儿感冒颗粒，对于风热感冒引起的发热、咳嗽等有较好的疗效，病情严重的宝宝需要在专业医师的指导下用药。

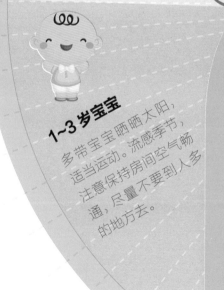

不同年龄段护理有不同

0~3个月宝宝
保证充足良好的休息，尽量让宝宝多睡一会儿，适当减少户外活动。

4~12个月宝宝
用干净的纱布蘸上温开水、拧干，放在宝宝的鼻根处热敷，须控制好温度，勿烫伤宝宝。

1~3岁宝宝
多带宝宝晒晒太阳，适当运动。流感季节，注意保持房间空气畅通，尽量不要到人多的地方去。

护理方法

大部分感冒持续1周可好转，只有小部分的宝宝要持续2周，对不同年龄段宝宝感冒的护理方法大致相同。

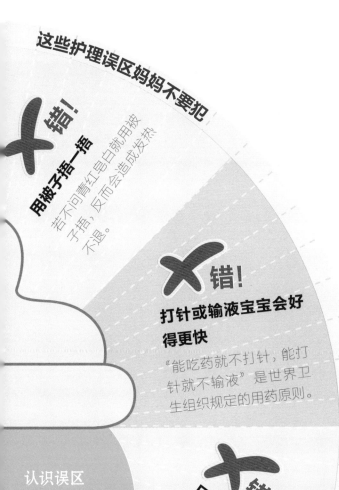

这些护理误区妈妈不要犯

✗ 错！

用被子捂一捂

若不问青红皂白就用被子捂，反而会造成发热不退。

✗ 错！

打针或输液宝宝会好得更快

"能吃药就不打针，能打针就不输液"是世界卫生组织规定的用药原则。

✗ 错！

日常要多食保健品

宝宝要增强自身免疫力，但不要依靠药物或保健品。

认识误区

宝宝感冒时妈妈总是凭直觉给宝宝做一些护理，殊不知有些做法是错误的。

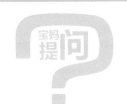

宝宝 1 岁 8 个月，因为受凉感冒，症状是鼻塞、流清鼻涕、打喷嚏，可是我不想给宝宝吃药，怎么办？

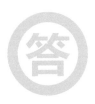

如果症状轻可以不用吃药，注意喂养，多饮温开水。症状重则需遵医嘱服药。

宝妈要知道

1 要保持室内空气湿润，能帮助宝宝更顺畅地呼吸。

2 宝宝还太小，不会自己擤鼻涕，让宝宝顺畅呼吸的最好办法就是帮宝宝清理鼻腔。

3 宝宝睡觉时，可以垫上毯子，使宝宝头部稍稍抬高，能缓解鼻塞。

宝宝一感冒就要吃药吗

护理得当可以安全度过

普通感冒本身有其自然发展、痊愈的过程，病程有的5~7天，有的要7~10天，这一时期，只要家长注意观察，护理得当，宝宝是可以安全度过的。若出现惊厥、抽搐、昏迷等状况的预兆，就需要马上去医院了。

宝宝感冒一般多久才能好

普通感冒一般3~4天就会有所缓解，如果宝宝的发热持续不退或病情加重，父母应考虑炎症已经波及其他部位，需要及时送宝宝去医院做进一步治疗。及早治疗可缩短感冒的病程，缓解症状，也可预防疾病进一步恶化。在诊断感冒时，要与某些急性传染病的早期症状及流感做辨别，以免误诊失治。

感冒老不好，增强体质是关键

很多人认为感冒应尽量少吃食物，更不能吃荤。其实，这种做法是不恰当的，宝宝此时需要适当的高热量食物。患儿因有较长时间高热，体力消耗大，故应提供充足能量，尤其注意摄入优质蛋白，如畜瘦肉、禽瘦肉、鱼、虾、蛋、奶，只要不过敏，就能进食，但注意勿过量。0~1岁婴儿，应喂予充足的母乳或配方奶；已经添加辅食的宝宝，还需要摄入足够的辅食。

多供给新鲜蔬菜或水果

6个月以上的宝宝，可继续进食新鲜蔬菜或水果，以补充维生素和矿物质。蔬菜以深色为佳，如菠菜、西红柿等。可给予含铁丰富的食物，如猪肉、鸭肉、鸡肉等，要结合宝宝的食欲和胃口；还要注意摄入充足的奶类。具体实行需要结合宝宝的月龄，以有利于宝宝消化吸收为宜。

水果的选择也应有多样性，不必以梨为宠，将梨视为"药物"般神奇，常见的水果如苹果、橘子等都是可以的。宝宝感冒期间，建议将温度偏低的水果适当加热食用。

宝宝感冒期间饮食宜忌

宝宝感冒期间因体力消耗较大，饮食更应该注意。

摄入优质蛋白
如畜瘦肉、禽瘦肉、鱼、虾、蛋、奶等。

母乳喂养
0~1岁婴儿，应喂予充足的母乳或配方奶。

辅食充足
需要添加足够的辅食。

补充维生素
6个月以上的宝宝可进食新鲜蔬菜或水果。

别生吃温度低的水果！
应将水果适当加热。

别单吃某一类食物！
应保持食物多样性。

别一次吃得太饱！
应少食多餐。

别吃过敏食物！
给宝宝添加辅食前应注意是否过敏。

如何预防宝宝感冒

罹患感冒的宝宝应注意摄入优质蛋白。若宝宝年龄太小，应保证充足的母乳，已经添加辅食的大宝宝还需要摄入足够的辅食。为了减少宝宝受疾病的折磨，妈妈应该学会如何预防宝宝感冒。

推荐方式
- 多吃蛋、奶等食物
- 多吃新鲜果蔬
- 经常参加体育锻炼
- 保证充足的睡眠

不推荐方式
- 室内空气不流通
- 频繁去公共场所
- 接触携带病原体的宝宝
- 缺乏锻炼

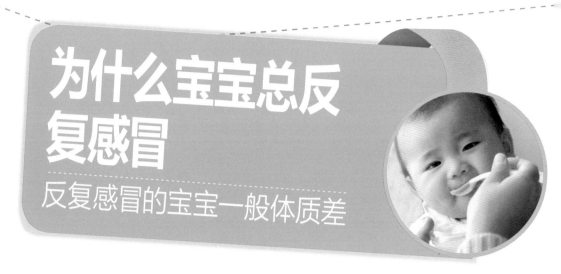

为什么宝宝总反复感冒

反复感冒的宝宝一般体质差

宝宝因为免疫系统发育不完善，所以常患感冒，2岁以内的宝宝一年可能有5~6次以上的感冒。幼儿园宝宝多，可能交叉感染，所以感冒会更常见。

反复感冒的原因

反复感冒的宝宝一般体质相对比较差，有些宝宝还会出现营养不良、佝偻病等症状。先天不足、母乳不足、偏食或者营养摄入不均衡等，都会影响宝宝的正常发育，造成反复感冒。

在临床上，我们经常见到反复感冒的宝宝，称为反复呼吸道感染。他们的体质往往比健康的宝宝虚弱很多，具体的表现就是出汗多、吃饭不香、身材瘦弱、肌肉松软、面色萎黄或苍白、经常腹泻等。

宝宝体质虚弱的原因有很多种，比如早产、过早断奶、营养不良、脾胃运化能力比较弱、户外活动比较少、晒太阳的时间比正常的宝宝少，或者长期服用某些药物损伤了正气等。

感冒过后，宝宝的身体经过了与病邪的交战，能量消耗大，也会损伤正气，尤其是肺脾之气。很多家长忽视了感冒过后的阶段，没有及时给宝宝继续调理以增强体质。现代研究表明，脾虚宝宝的细胞免疫和体液免疫功能均比健康宝宝低下。肺脾之气不足，抵抗力自然就弱，这样就给感冒提供了"温床"，所以在环境温度变化的时候，容易再次患上感冒。

中医认为，反复感冒的调养要从肺脾两脏着手，通过补肺健脾益气的方法，达到增强食欲、促进吸收、扶正固本、增强抵抗力、减少感冒发生的目的。

为什么宝宝容易患呼吸系统疾病

宝宝比成人更容易患呼吸系统疾病，不仅是因为宝宝发育系统不完全，也有生活环境的原因。

免疫功能
呼吸系统发育不完善，呼吸道的免疫功能也比较差。

鼻腔
鼻腔比较短，鼻毛比较少，黏膜柔嫩，对有害物质的过滤性差。

气管
咽部、喉部、气管和支气管相对较细小，血管网较丰富。

自理能力
缺乏自理能力，高温耐受差。

别偏食！
营养摄入不均衡会影响宝宝的正常发育。

别去公共场所！
人多的地方空气不流通，细菌繁多，易刺激宝宝呼吸系统。

别不开门窗！
定时开门窗有利于空气流通。

别不运动！
多锻炼有利于宝宝增强身体抵抗力。

防治感冒的误区

小儿脏腑娇嫩，肺常不足，口鼻通于肺，加上免疫力较弱，气候变化时，肺部很容易被感染，从而导致呼吸系统疾病。预防感冒，需要帮助宝宝养成良好的生活方式，保证良好的饮食习惯和充足的睡眠，还要加强体育锻炼，提高免疫力。

推荐方式
- 养成多喝水的习惯
- 用正确的方式清洗宝宝鼻腔
- 感冒病毒流行季节出门戴口罩
- 注射流感疫苗

不推荐方式
- 感冒忌食蛋白质
- 怕受凉加厚衣服捂汗
- 多用药
- 注射疫苗后不护理

感冒

宝宝的
特别餐单

宝宝感冒期间，同样需要摄入足够的营养，才能有利于身体的恢复。鸡蛋和肉类营养丰富，含有较多的优质蛋白、铁、锌、维生素和矿物质。只要宝宝对鸡蛋和肉类不过敏，即使在感冒期间也可以摄入。考虑到感冒期间宝宝胃肠道消化能力可能会减弱，烹饪的蛋类和肉类食物需要容易被消化吸收。

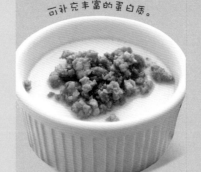

可补充丰富的蛋白质。

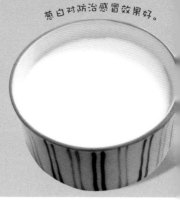

葱白对防治感冒效果好。

肉末蒸蛋

原料：猪瘦肉 30 克，鸡蛋 1 个，盐适量。

适应证
感冒
消瘦

葱白麦芽奶

原料：葱白 6 段，麦芽 20 克，熟牛奶 120 毫升。

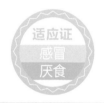

适应证
感冒
厌食

制作方法

1. 猪瘦肉洗净，剁成末或直接选用肉馅，先炒熟备用；将鸡蛋打入碗内搅散，放入适量盐和清水搅匀。
2. 把备用的肉末放入搅拌好的鸡蛋液中。
3. 将碗放入锅中蒸熟即可。

营养评价：猪瘦肉富含优质蛋白、血红素铁等；鸡蛋富含优质蛋白、多种维生素和矿物质，能为机体产生免疫力对抗疾病提供营养基础。

1. 将葱白切开，与麦芽一起放入锅中，加水煎煮至熟。
2. 去渣取汁，加入熟牛奶服用即可。

营养评价：解表和胃，适用于小儿风寒感冒。

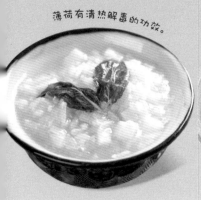

薄荷有清热解毒的功效。

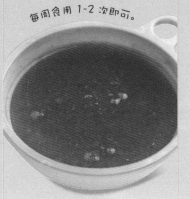

每周食用 1~2 次即可。

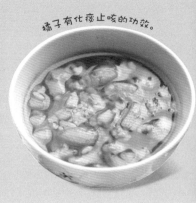

橘子有化痰止咳的功效。

薄荷牛蒡子粥

原料：牛蒡子 10 克，粳米 120 克，薄荷适量。

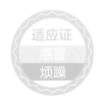

适应证
感冒
烦躁

西瓜桃子蓉

原料：西瓜瓤 100 克，桃子半个。

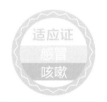

适应证
感冒
咳嗽

苹果橘子米粥

原料：粳米 50 克，橘子、苹果各半个。

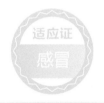

适应证
感冒

1. 将牛蒡子入锅煮 15 分钟后取出，留药汁。
2. 将粳米入另一锅，加水煮沸。
3. 粥锅内放入薄荷，待粥将熟时倒入牛蒡子药汁，再煮 5 分钟即可。

营养评价：祛风清热。适用于小儿风热感冒。

1. 将桃子去皮，洗净，去核，切成小块；西瓜瓤切成小块，去子。
2. 将桃子块和西瓜块放入搅拌机打碎即可。

营养评价：比起果汁，将水果打碎做成蓉，更有营养，更健康。适合患感冒的宝宝食用。

1. 将粳米淘洗干净；苹果洗净，削皮、切成块；橘子去皮、掰成瓣，切成小块。
2. 将粳米和苹果块、橘子块一同放入锅中，加适量水，煮至成粥即可。

营养评价：橘子含有丰富的维生素 C，可增强身体免疫力；苹果含有较多的促进生长发育的关键元素。宝宝常吃，可提高免疫力。

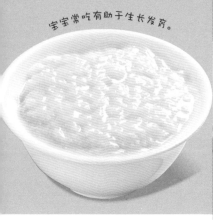

宝宝常吃有助于生长发育。

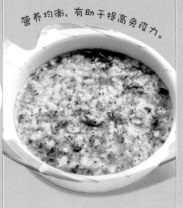

营养均衡，有助于提高免疫力。

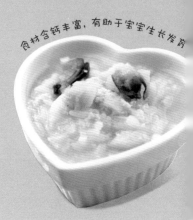

食材含钙丰富，有助于宝宝生长发育

粳米蛋黄粥

原料：粳米 100 克，鸡蛋黄 1 个。

适应证
感冒
消瘦

黄瓜肉末木耳粥

原料：黄瓜半根，猪瘦肉 30 克，木耳 50 克，粳米 100 克。

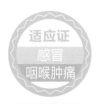

适应证
感冒
咽喉肿痛

淡菜瘦肉粥

原料：粳米 100 克，猪瘦肉 30 克，淡菜 50 克，干贝、盐各适量。

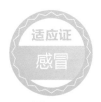

适应证
感冒

制作方法

1. 粳米洗净后备用。
2. 将粳米放入锅中，加适量水，大火煮沸，转小火煮 20 分钟。
3. 待煮熟快起锅前，将鸡蛋磕破，取出蛋黄打散，倒入粥中搅匀即可。

营养评价：蛋黄营养丰富，含有丰富的卵磷脂，有益于宝宝的身体发育。

1. 黄瓜、木耳和猪瘦肉都洗净，分别放入搅拌机搅成末，备用。
2. 粳米洗净，放入锅中，加适量水，煮粥。
3. 粥快熟时，加入黄瓜末、猪瘦肉末和木耳末。也可以将黄瓜末、猪瘦肉末、木耳末炒一下再与粥混合即可。

营养评价：黄瓜具清热解毒的功效。本品可以增强宝宝的体质。

1. 淡菜、干贝浸泡 12 小时；猪瘦肉切末；粳米淘洗干净。
2. 锅置火上，加适量水煮沸，放入粳米、淡菜、干贝、猪瘦肉末同煮，煮至粥熟后加盐调味即可。

营养评价：淡菜被称为"海中鸡蛋"，含有丰富的蛋白质、钙、磷、铁、锌、维生素等营养元素，适于患感冒的宝宝食用。

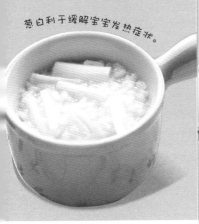

葱白利于缓解宝宝发热症状。

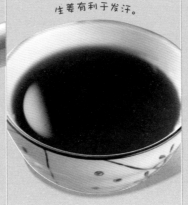

生姜有利于发汗。

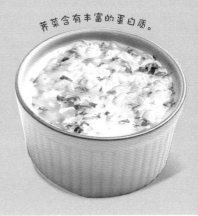

荠菜含有丰富的蛋白质。

葱白生姜粥

原料：葱白2段，生姜5片，糯米30克。

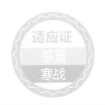

1. 将葱白切片、糯米洗净，备用。

2. 将生姜片捣碎，与备用原料一起加水熬煮成粥，趁热服用即可。

营养评价：本方具有发散风寒的功效，适用于患风寒感冒的宝宝。

生姜红糖茶

原料：生姜2片，红糖10克，葱（连头须）1根。

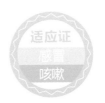

1. 将葱洗净，切碎。

2. 生姜片、红糖放入锅中，加适量水，小火煎煮5分钟。

3. 加入葱碎，再煎煮5分钟。滤渣趁温热饮用即可。

营养评价：本方辛温解表，止咳化痰，适用于患风寒感冒或伴咳嗽的宝宝。

荠菜粥

原料：粳米100克，荠菜50克。

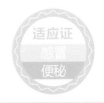

1. 将荠菜洗净，切段；粳米淘净，备用。

2. 将备用原料一起放入锅中，加适量水，煲粥即可。

营养评价：本方清热，可去胃肠积滞、利尿，适用于患风热感冒的宝宝。

与感冒密切相关的5种常见病

病情严重会引起并发症

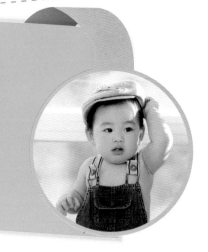

普通的感冒一般 3~4 天就会有所缓解，如果宝宝的体温一直持续高热不退或者病情更加严重，可能会波及身体的其他部位，造成身体组织的协调能力失常，会引起与感冒相关的其他病症。

流行性感冒

流行性感冒是由流感病毒引起的急性呼吸道传染病，也是一种传染性强、传播速度快的疾病。

如何对患流行性感冒的宝宝进行护理

一些身体较为虚弱、免疫力低下的宝宝易患流行性感冒，可以通过注射流感疫苗来获得更好的保护效果。妈妈也可以从身边小事做起，对宝宝进行护理。

空气流通
定期开窗通风，保持室内空气流通。

衣物清洁
勤换洗衣物。

戴口罩
流感高发期出门戴好口罩。

锻炼
加强锻炼，增强身体抵抗力。

别影响宝宝睡觉！
缺乏睡眠是导致疾病的根源之一。

别偏食！
均衡营养，有利于增强体质。

别裹得太严！
不能把宝宝裹得太严实，不利散热。

别去公众场所！
流感季节人多的地方易被感染。

病毒性心肌炎

病毒性心肌炎是指由病毒感染引起的心肌局限性或弥漫性的急性或慢性炎症病变，属于感染性心肌疾病。病毒性心肌炎是小儿易患的临床常见病、多发病。

能影响人体免疫力、反应性的内在和外界因素很多，如细菌感染、营养不良、剧烈运动、过度劳累、药物作用，尤其是激素、抗生素等的长期使用。这些不利的影响因素，会使人体的抵抗力下降，病毒能轻易侵入人体，直接侵袭心肌或通过自身免疫反应损害心肌，导致病毒性心肌炎。

如果宝宝自身的抵抗能力强，入侵的病毒少，能有效抵抗病毒的侵害，就不会发生病毒性心肌炎。

很多宝宝患病后没有得到及时、正确的治疗以及合理护理，造成了病毒性心肌炎后遗症。由于本病为病毒性疾病，目前没有特效疗法。

病毒性心肌炎的临床表现

在病毒流行感染期，约有 5% 的患者发生心肌炎。心律失常是病毒性心肌炎最常见的首发症状，各种心律失常都可以出现，严重的心律失常是造成猝死的主要原因。重症患者可出现急性心力衰竭，甚至出现心源性休克。

临床表现轻重不同，一般发病前 1~3 周内有上呼吸道感染、腹泻、呕吐、腹痛、发热等前驱症状。随后出现发热、全身酸痛、乏力、心悸、胸闷、胸痛、呼吸困难等症状。应及时去医院进行专业治疗。

如何对患病毒性心肌炎的宝宝进行护理

患病宝宝的妈妈也无须心急，根据宝宝的精神状态以及身体状况的发展，在医生的指导下进行专业正规治疗，并在日常生活中对宝宝做积极的引导，保持良好的饮食与睡眠习惯。在平时做好相应的护理也是必要的。

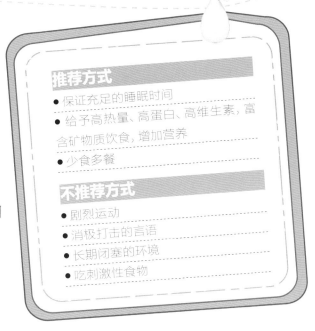

推荐方式
- 保证充足的睡眠时间
- 给予高热量、高蛋白、高维生素，富含矿物质饮食，增加营养
- 少食多餐

不推荐方式
- 剧烈运动
- 消极打击的言语
- 长期闭塞的环境
- 吃刺激性食物

小儿风湿热

小儿风湿热是常见的危害学龄期儿童生命和健康的主要疾病之一，是后天患获得性心脏病的主要病因之一，是一种继发与咽喉部 A 族乙型溶血性链球菌感染的全身性结缔组织炎症。还可累及脑、皮肤、浆膜、血管等部分，以心脏损害最为常见，风湿热反复发作可使 2/3 的患病宝宝遗留慢性心脏瓣膜病，且容易复发。

小儿风湿热的临床表现

半数以上患小儿风湿热的宝宝在患病前有 1~5 周的咽炎、扁桃体炎或猩红热感染病史。症状轻重不一，可有发热。3 岁以下少见，多发于 5~15 岁的宝宝，多发于春冬两季，没有明显的性别差异。

一般症状的宝宝精神不振、疲倦、食欲减退、面色苍白、多汗。典型的风湿热可有心脏炎、关节炎、皮肤环型红斑或皮下结节等，有时可伴有腹痛。

如何对患小儿风湿热的宝宝进行护理

小儿风湿热是儿科常见的疾病，是全身性结缔组织的非化脓性炎症，为了预防复发，妈妈在平时可以做一些有效护理。

积极治疗
及时关注宝宝病情，积极治疗。

消除感染病灶
原发病要治疗彻底。

清洁
保持卫生清洁，防止细菌感染。

膳食
均衡膳食，营养健全。

别吃刺激性食物！
饮食宜清淡。

别不休息！
充足的睡眠有助于恢复，减轻心脏损伤。

别随意使用药物！
滥用药物会损害宝宝健康。

别去公共场所！
人多的地方容易造成细菌感染。

病毒性咽炎

病毒性咽炎是由病毒所引起的咽部急性感染。感染流感病毒和腺病毒时，身体发热无力，咽部明显充血和水肿，颌下淋巴结肿大且触痛，腺病毒咽炎可伴有眼结膜炎。

病毒性咽炎的临床表现

病毒性咽炎分为急性与慢性。急性病毒性咽炎起病急，在口腔黏膜、扁桃体和口角等部位出现疱疹，破裂会形成溃疡，或伴有发热、咽部灼热疼痛等症状。一般宝宝会拒绝饮食，哭闹不安，颌下淋巴结会出现肿大现象。患慢性病毒性咽炎，咽部和口腔黏膜会出现疱疹，破裂后会覆有一层灰白色膜状物质，反复发作，持续时间长。需及时治疗。

病毒性喉炎

病毒性喉炎是由病毒引起的一种急性呼吸道传染病，多为流感病毒、副流感病毒及腺病毒等引起。

病毒性喉炎的临床表现

早期的病毒性喉炎表现为声嘶、讲话困难、咳嗽时疼痛，伴有发热、咽炎或咳嗽的症状。病毒性喉炎经久不愈会喉部水肿、充血，局部淋巴结轻度肿大和触痛，可以听见宝宝的喘息声。

如何对患病毒性咽、喉炎的宝宝进行护理

妈妈应该及时观察宝宝的身体状况和日常精神状态，在宝宝症状没有缓解时，应尽快将宝宝送到医院进行专业治疗。专业治疗很重要，在日常生活中也应该对宝宝加强护理，起到防微杜渐的作用。

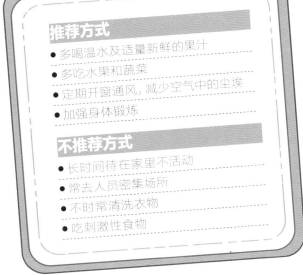

推荐方式
- 多喝温水及适量新鲜的果汁
- 多吃水果和蔬菜
- 定期开窗通风，减少空气中的尘埃
- 加强身体锻炼

不推荐方式
- 长时间待在家里不活动
- 常去人员密集场所
- 不时常清洗衣物
- 吃刺激性食物

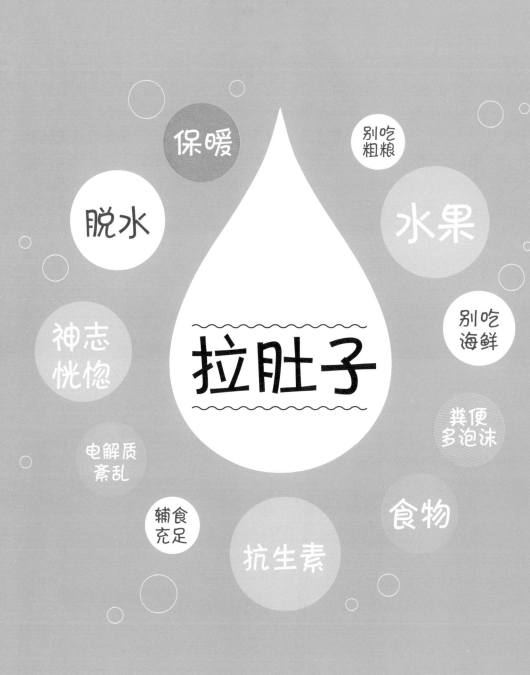

保暖

别吃粗粮

脱水

水果

神志恍惚

别吃海鲜

拉肚子

粪便多泡沫

电解质紊乱

辅食充足

抗生素

食物

第四章
宝宝拉肚子，妈妈最心疼

有的妈妈一看到宝宝大便变稀就马上紧张起来，认为宝宝腹泻了，甚至自作主张给宝宝用上抗生素。其实，这里面有很多误区。家长对小儿腹泻真正了解吗？小儿腹泻到底该如何护理呢？

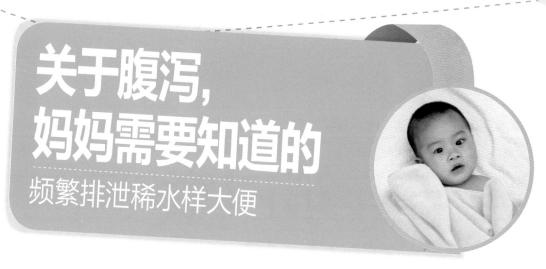

关于腹泻，
妈妈需要知道的
频繁排泄稀水样大便

宝宝腹泻，如泻下急迫不爽、粪便黄褐而臭、或伴少量黏液、肛门红赤，多为湿热；大便清稀如水、夹有泡沫、臭气不著、肠鸣腹痛，多为风寒；腹痛即泻、泻后痛减、粪便酸臭，多为伤食；大便时泻时止、粪质稀糊、色淡不臭、夹有不消化食物残渣，多为脾虚；食入即泻、大便清稀、完谷不化，多为脾肾阳虚。

什么情况下叫腹泻

腹泻是以频繁排泄稀水样大便为特征的一种症状。

腹泻是宝宝常见的疾病之一，可由多种病因引起，临床上以大便次数增多、大便质地稀薄或如水样为特征。宝宝腹泻多见于2岁以下的婴幼儿，而且年龄愈小，发病率愈高。发病时间虽无明显季节性，但以夏季和秋季最为多见。宝宝在不同季节发生腹泻，症候表现也会有所不同。

婴幼儿很容易发生腹泻。轻者治疗得当，预后良好；重者起病急骤，泻下过度，则易致气阴两伤；久泻迁延不愈者，则易转为营养不良。

腹泻期间需要加强营养

腹泻期间，合理的营养支持有利于身体恢复，不可轻易禁食。腹泻停止后继续给予营养丰富的饮食，必要时每天加餐1次，持续2周。营养不良患儿的慢性腹泻恢复期需时更长，直至营养不良纠正为止。如腹泻明显加重，又引起较重脱水或腹胀的话，则应立即减少或暂停饮食。对于病情严重不能进食的宝宝，需要在专业医师或临床营养医师综合评估后，考虑是否需要使用肠内营养制剂或进行肠外营养。

对于个别呕吐严重、不能进食或腹胀明显的患儿，暂时禁食4~6小时（不禁水）。禁食期间应在医生指导下使用口服补液盐（ORSIII）。

需要就医的情况及饮食禁忌

宝宝不宜经常跑医院，如果宝宝刚出现腹泻，精神状态还不错，能吃能玩，父母可以先去医院咨询一下。如果宝宝还伴有其他症状，要抓紧时间带宝宝到医院就诊。

神志恍惚
腹泻时精神欠佳，神志淡漠。

脱水
腹泻次数多，伴有无泪少尿、皮肤弹性差。

电解质紊乱
腹泻较重，伴有惊厥甚至昏迷。

嗜睡
疲惫，觉多，不易醒。

别吃海鲜！
属于过敏类食物，易使腹泻加重。

别吃刺激性食物！
油腻、辛辣的食物会使腹泻症状反复发作。

别吃多纤维水果！
不利于宝宝消化。

别吃粗粮！
粗粮不易消化，易加重宝宝肠胃负担。

预防腹泻的方法

日常生活中若不注意护理，就很容易导致宝宝腹泻，妈妈应该学会一些护理常识，预防宝宝生病。首先，给宝宝安全卫生的食物和水对预防腹泻非常关键；其次要勤洗手。同时环境卫生也不可忽视，宝宝接触的物品及玩具都应保持清洁。不是要求让宝宝生活在无菌环境，但要尽量避免接触致病菌。

推荐方式
- 增强宝宝体质
- 养成良好的饮食习惯
- 少食多餐
- 注意宝宝的腹部保暖

不推荐方式
- 禁水
- 吃刺激性食物
- 呕吐后立即进食

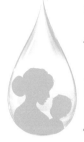

不同年龄段宝宝腹泻的护理

引起腹泻的原因主要是感染。引起急性腹泻的原因主要是细菌或病毒感染，还有食物中毒或着凉等。

轮状病毒性腹泻

轮状病毒主要侵犯婴幼儿，患儿在初期出现轻度上呼吸道感染症状，会引起呕吐和急性腹泻，常常会导致脱水。这种病毒在电子显微镜下外形貌似车轮，所以被称为"轮状病毒"。多见于6岁以下宝宝，1岁以下婴儿则为高危人群。年龄越小，症状越重。

乳糖不耐受症

乳糖是一种双糖，其分子由葡萄糖和半乳糖组成。乳糖在人体中不能直接被吸收，需要在乳糖酶的作用下分解后才能被吸收。缺少乳糖分解酶的人群在摄入乳糖后，未被消化的乳糖直接进入大肠，刺激大肠蠕动加快，造成腹鸣、腹泻等症状，为乳糖不耐受症。

不同年龄段护理有不同

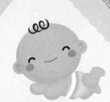

0~3个月宝宝
3个月以下宝宝的喂养应定时定量，注意卫生，防止细菌感染。

4~12个月宝宝
要调整好宝宝的饮食结构，以减轻胃肠道的负担。养成良好的饮食卫生习惯。

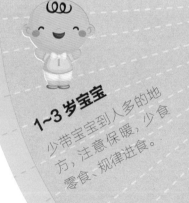

1~3岁宝宝
少带宝宝到人多的地方，注意保暖，少食零食、规律进食。

护理方法
由不同原因引起的宝宝腹泻，还需对症而治。

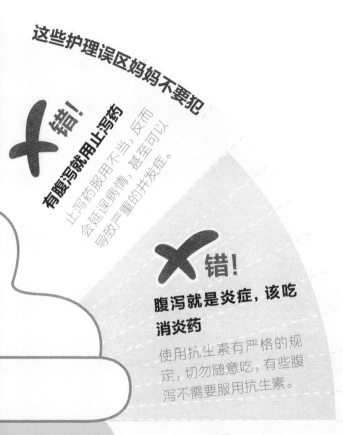

这些护理误区妈妈不要犯

✗ 错！
有腹泻就用止泻药

止泻药服用不当，反而会延误病情，甚至可以导致严重的并发症。

✗ 错！
腹泻就是炎症，该吃消炎药

使用抗生素有严格的规定，切勿随意吃，有些腹泻不需要服用抗生素。

✗ 错！
腹泻时少吃，腹泻后多吃

一定要坚持合理进食，否则会造成营养不良，更不利于病情的恢复。

认识误区

有些妈妈在如何护理患腹泻宝宝的问题上存在很大的误区，不能全凭直觉对宝宝进行护理。

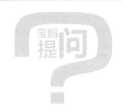

宝宝拉肚子 4 天，大便化验结果正常，我尝试停母乳和配方奶，宝宝不配合，该怎么做？

一般情况下，拉肚子也要继续进食，所以应继续母乳喂养。如果宝宝乳糖不耐受，继续母乳喂养并给宝宝补充乳糖酶；需要母乳 + 部分去乳糖类奶粉喂养。

💧 宝妈要知道

1 宝宝有腹泻的症状，但腹泻次数每天不超过 4 次，家长可以先居家护理，必要时就医。

2 宝宝出现腹泻，伴呕吐、尿量少、精神萎靡，同时出现哭时无泪，眼窝凹陷，皮肤弹性变差等症状，要及时送宝宝到医院就诊。

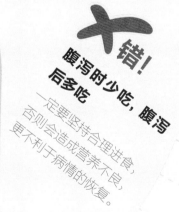

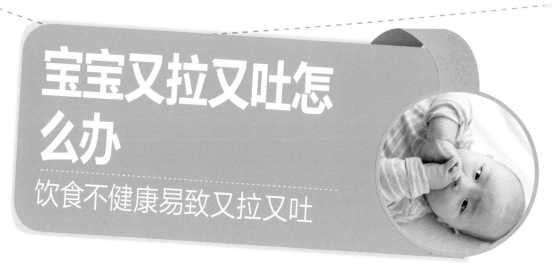

宝宝又拉又吐怎么办

饮食不健康易致又拉又吐

宝宝又拉又吐可能是饮食不卫生，或者是进食了变质有毒的食物，一般情况下称为食物中毒。还有可能是服用了刺激性药物，刺激了胃黏膜，或者受冷空气的影响，也容易使宝宝又拉又吐。

宝宝脱水的临床表现

宝宝急性腹泻时，父母应注意宝宝是否脱水，以及是否有电解质紊乱等情况。父母可观察宝宝囟门是否凹陷，如小儿囟门已经闭合，可进一步观察宝宝在啼哭的时候有没有泪水，口唇是否已经干裂，也可观察宝宝的皮肤弹性是否变差了，同时观察宝宝的小便是不是变少了，甚至是否很长一段时间内都没有小便了。如果出现类似以上明显脱水或者宝宝神志不好的症状时，请立即带宝宝到医院诊治。

比较胖的宝宝有时脱水很严重，但是症状往往不怎么明显，比较消瘦的宝宝脱水症状却能很快表现出来，且比较明显。通过宝宝的外貌不一定能看出真正的脱水程度，需要观察尿液的减少情况。

轻度脱水的宝宝失水量约为体重的 5%，宝宝表现为神经稍差、皮肤稍干、烦躁不安等症状；中度脱水的失水量占体重的 5%~10%，宝宝表现为皮肤干燥、烦躁、精神萎靡、眼窝凹陷等症状；重度脱水失水量约占体重的 10% 以上，宝宝呈昏睡状态、尿极少或无尿、皮肤发凉。

腹泻不可滥用抗生素

腹泻的宝宝不能乱用抗生素，除非是便检中脓细胞明显增多，或者血常规检查中白细胞数量明显升高时才可以用。如果没有见到上述两种检查情况而滥用抗生素，就可能杀死肠道的正常细菌，导致肠道菌群失调，可出现越吃抗生素腹泻越厉害的情况。即使在确诊需要使用抗生素的情况下，也要正确使用。

巧观便便，宝宝为何腹泻

观察大便的外观和性质等，有助于对腹泻病因进行判断。

大便有腐臭味
表示蛋白质消化不良。

多泡沫
表示碳水化合物消化不良。

外观油腻
表示脂肪消化不良。

血便而粪质极少
伴有阵发性腹痛，大多为肠套叠。

别不注意保暖！
换季时应根据温度添加衣物。

别一腹泻就去医院！
若宝宝精神状态佳，不必着急去医院。

别滥吃食物！
不干净的食物会引发肠炎。

别滥用抗生素！
有些腹泻根本不必服用抗生素。

宝宝脱水应采取的措施

宝宝上吐下泻时，失去的不仅是水，还有一些电解质，如钠、钾、氯、钙、镁等。正常情况下，宝宝体内的这些物质都有一定的比例关系。妈妈根据宝宝的脱水程度，给宝宝补充水分和电解质。

推荐方式
- 遵医嘱口服补液盐
- 腹泻时合理进食
- 米汤中适量加食盐
- 呕吐时暂禁食

不推荐方式
- 只喝白开水
- 吃刺激性食物
- 腹泻全程禁食水

腹泻

宝宝的特别餐单

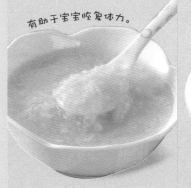

有助于宝宝恢复体力。

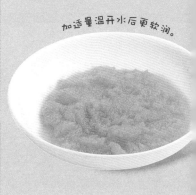

加适量温开水后更软润。

粳米小米糊

原料：粳米 30 克，小米 20 克。

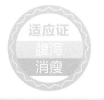

适应证
腹泻
消瘦

胡萝卜泥

原料：胡萝卜 100 克。

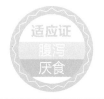

适应证
腹泻
厌食

6 个月以上的宝宝，除了选食无乳糖奶粉之外，根据病情，可尝试进食面条或稀饭，也可以进食土豆等薯类食物以及去皮的生瓜、煮熟的苹果等以补充钾。这些食物要煮烂或切碎，以利于消化吸收。鼓励患儿多进食，每天加餐 1 次，直至腹泻停止后 2 周。

制作方法

1. 粳米洗净；小米洗净。
2. 将粳米和小米放入豆浆机中，加入适量清水，按米糊键，制作完成即可。

营养评价：粳米小米糊含有丰富的碳水化合物，膳食纤维少，比单一的粳米糊更有营养，且容易消化吸收，能够快速补充能量，恢复体力。

1. 胡萝卜洗净，去皮，切成小块。
2. 放入蒸锅，大火 20 分钟蒸熟，加适量温开水搅拌成泥即可。

营养评价：胡萝卜富含胡萝卜素、维生素 B_1、维生素 B_2、钙、铁等营养成分，素有"小人参"之称。特别是胡萝卜中含果胶，能缓解轻度腹泻。

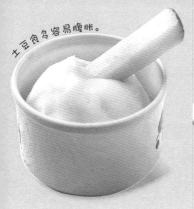

土豆食多容易腹胀。

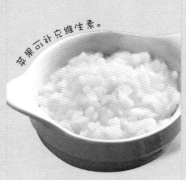

苹果可补充维生素。

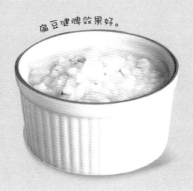

扁豆健脾效果好。

土豆泥

原料：土豆 100 克。

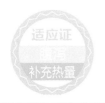

适应证
腹泻
补充热量

1. 土豆去皮，洗净，切丁。
2. 将土豆煮熟，放入料理机，加入少许温开水，搅成泥即可。

营养评价：土豆含有丰富的淀粉、钾等，容易消化吸收，适合于腹泻宝宝。

炖苹果泥

原料：苹果 1 个。

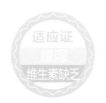

适应证
腹泻
维生素缺乏

1. 将苹果洗净去皮、核，切成薄片。
2. 将苹果片放在碗里，隔水蒸 30 分钟，待软烂，压碎即可。

营养评价：苹果能和胃生津，涩肠止泻，可以给腹泻的宝宝少量多次食用。

薏米山药粥

原料：粳米 50 克，山药 60 克，薏米 30 克。

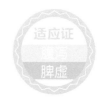

适应证
腹泻
脾虚

1. 薏米、粳米洗净；山药去皮切块。
2. 薏米、山药块、粳米同煮成粥即可。

营养评价：山药和薏米都有调理脾胃的功效，适用于由脾虚引起的腹泻。

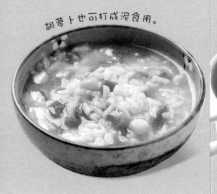
胡萝卜也可打成泥食用。

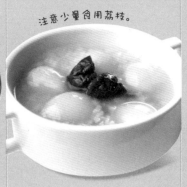
注意少量食用荔枝。

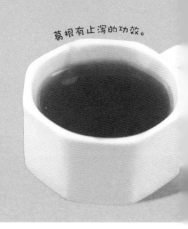
葛根有止泻的功效。

胡萝卜粥

原料：胡萝卜50克，粳米30克，玉米粒适量。

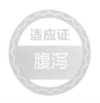
适应证
腹泻

荔枝红枣粥

原料：荔枝肉20克，红枣2颗，粳米30克。

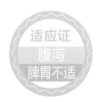
适应证
腹泻
脾胃不适

乌梅葛根汤

原料：乌梅、葛根各10克，红糖适量。

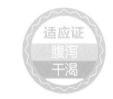
适应证
腹泻
干渴

制作方法

1. 胡萝卜洗净、切丁，粳米、玉米粒洗净，备用。
2. 将备用原料放入锅中，加适量水，一起煮成粥即可。建议每天食用2次，每次1小碗，坚持2~3天。

营养评价：胡萝卜有收敛胃肠水分、吸附肠道细菌及毒素的作用；粳米健脾和胃。适用于大便稀薄的宝宝。

1. 将红枣洗净、去核，将粳米淘洗干净。
2. 将所有原料一起放入锅内，加水煮成粥即可。

营养评价：荔枝红枣粥能补气暖胃，健脾止泻，适用于脾虚泄泻的宝宝。

1. 将乌梅、葛根洗净，备用。
2. 将备用原料放入锅中，加适量水，大火煮沸，转小火炖20分钟，去渣加红糖，分次饮用即可。

营养评价：乌梅有涩肠止泻的功效；葛根可解肌退热、生津止渴。本方适用于由湿热引起的腹泻。

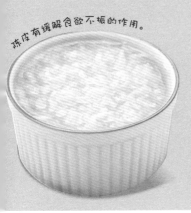
陈皮有缓解食欲不振的作用。

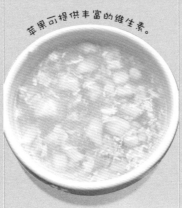
苹果可提供丰富的维生素。

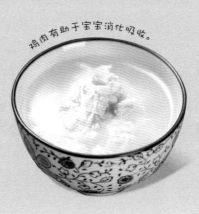
鸡肉有助于宝宝消化吸收。

陈皮白粥

原料：粳米 50 克，陈皮 3 克。

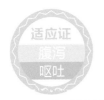
适应证
腹泻
呕吐

1. 将粳米淘净，陈皮洗净。
2. 将粳米放入锅中，加适量水煲成稀粥；粥熟时加入陈皮，再煲 10 分钟左右，捞去陈皮食粥即可。

营养评价：陈皮具有理气降逆、调中开胃的功效，有助缓解不思饮食、呕吐秽逆等，适合腹泻的宝宝食用。

苹果玉米鸡蛋羹

原料：苹果半个，鸡蛋 1 个，甜玉米粒 50 克，淀粉适量。

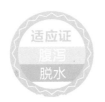
适应证
腹泻
脱水

1. 将苹果洗净、去皮，切丁；鸡蛋打成蛋液；淀粉用凉水调匀成糊。
2. 锅里加水烧开，倒入甜玉米粒煮熟，放入苹果丁，然后倒入蛋液搅拌成蛋花，再加入少量淀粉糊，煮沸后小火煮 2 分钟即可。

营养评价：苹果营养丰富，鸡蛋是优质蛋白质、B 族维生素的良好来源。适宜脱水的宝宝补充营养。

鸡蓉玉米羹

原料：鸡胸肉 30 克，鲜玉米粒 50 克，鸡蛋 1 个，盐适量。

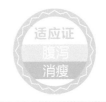
适应证
腹泻
消瘦

1. 将鲜玉米粒洗净；鸡胸肉洗净后放入搅拌机打成蓉；鸡蛋打成蛋液。
2. 把鲜玉米粒和鸡胸肉蓉放入锅内，加入水，大火煮沸。
3. 加盖转中火再煮 10 分钟后，将打好的蛋液沿着锅边倒入。
4. 开大火将玉米羹煮熟，放盐调味即可。

营养评价：鸡胸肉蛋白质含量较高，易被人体吸收利用，有增强体质的作用，适合腹泻宝宝食用。

与腹泻密切相关的5种常见病

恢复电解质平衡是关键

宝宝有腹泻的症状，若精神好且腹泻次数每天不超过 4 次，妈妈则可以在家做护理，注意观察宝宝病情变化，必要时就医。若宝宝腹泻严重，出现呕吐、尿量少、精神萎靡等症状，可能出现脱水、电解质紊乱，有时还会引发各种常见病，应及时送宝宝去医院就诊。

消化不良

消化不良也是宝宝的常见症状之一，分为器质性消化不良和功能性消化不良。常见的症状有上腹疼痛或不适（包括上腹饱胀、嗳气、恶心呕吐以及难以描述的上腹部不适感等），大便形状改变，稀糊样，不成形，大便次数增多，见不消化样食物颗粒。消化不良会引起宝宝营养不良，妈妈们要给予足够的重视。

喂养不定时不定量，突然改变食物品种，或过早喂养脂肪类或含淀粉食物、高糖果汁、刺激性食物等，皆可能导致宝宝消化不良。

过敏性腹泻，如对大豆、牛奶过敏

宝宝对异体蛋白产生抗原抗体反应，故吃了含有牛奶蛋白的食物出现腹泻。

气候导致的宝宝腹泻

气温突然变化，腹部受凉使肠蠕动增加；天气过热使消化液分泌减少。或因口渴饮奶、饮水过多，或过食冰冷食物都可能诱发消化功能紊乱。

肠道外感染也会致腹泻

大家都知道肠道内的病毒、细菌、寄生虫感染会引起腹泻，肠道外的感染也会在临床上出现腹泻症状，如中耳炎、上呼吸道感染、肺炎、尿路感染、皮肤感染、阑尾脓肿或者急性传染病。多由于发热、感染原释放的毒素、抗生素治疗、直肠局部的刺激等作用而发生腹泻。

如何调理、治疗和改善消化不良

幼儿长期消化不良，会影响生长发育。特别是 3 岁以内的小儿，若消化功能未能及时得到改善，影响营养素的吸收，可能影响大脑发育而遗憾终身。

生活习惯
养成良好的生活、饮食习惯，减轻精神压力。

锻炼
适当锻炼，增强体质以助消化。

均衡膳食
饮食结构合理，不偏食。

药物辅助治疗
应在专业医生指导下进行。

别心情低沉！
保持愉悦的心情，可促进消化。

别不爱运动！
经常运动能加快胃肠蠕动，促进消化。

别暴饮暴食！
会增加胃肠负担，不利于消化。

别胡乱吃药！
应根据宝宝的病因对症用药。

如何对患消化不良的宝宝进行护理

消化不良会造成宝宝营养缺失，危害身体健康，不利于宝宝的成长。除了给宝宝带来身体上的不适外，还会降低生活质量。一般的消化不良是日常饮食习惯有问题导致的，妈妈可以及时帮助宝宝调理饮食习惯，做好日常护理，严重时需要去医院就医。

推荐方式
- 饮食定时定量，少吃零食
- 培养宝宝对吃饭的兴趣
- 饮食以清淡为主，减轻肠道负担

不推荐方式
- 一消化不良就吃药
- 吃高脂肪、高蛋白类食物
- 长时间不活动
- 吃油炸类食物

细菌性腹泻

细菌性腹泻是指由各种细菌引起的感染性腹泻，是以腹泻为主要表现的常见肠道传染病。

常见细菌有沙门菌属、志贺菌属、大肠杆菌、金黄色葡萄球菌等。

细菌性腹泻的临床表现

细菌性腹泻的潜伏期为数小时至数天或数周。多起病较急，少数起病较缓慢。细菌性腹泻病程一般为数天或 1~2 周。细菌性腹泻的临床表现轻重不一，以胃肠道症状最突出，出现腹痛、腹泻等，同时伴有发热、呕吐等，多发于炎热的夏季。腹泻次数每天可多至十几、二十多次，粪便呈水样或黏液便、脓血便。水样便多为病毒性细菌感染所致腹泻，具有一定的自限性，无需用抗生素治疗，而侵袭性细菌所致腹泻粪便为黏液便、血便。

如何对患细菌性腹泻的宝宝进行护理

细菌性腹泻一般属于自限性腹泻，一般可自愈，妈妈不需要立即送宝宝到医院就诊，先在家做好护理，随时观察宝宝精神状态，必要时就医。

喝水
喝点儿淡盐水。

个人清洁
勤洗手。

食物清洁
进嘴食物要洗干净。

别吃隔夜食物！
食物长时间搁置会滋生细菌。

别使用坐便！
坐便细菌繁多，婴儿不宜使用。

别喝高糖类液体！
不宜喝含糖饮料。

别滥吃药！
随意吃止泻药会损害宝宝健康。

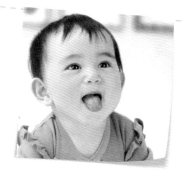
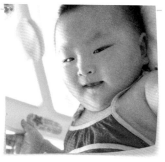
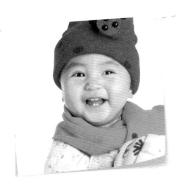

秋季腹泻

轮状病毒是引起婴幼儿腹泻的主要病原体之一，因发病高峰在秋季，所以又名秋季腹泻。轮状病毒的传染性很强，在体外可以存活几个小时到几个月，在低温环境下存活的时间更长。轮状病毒感染会增大宝宝患肠套叠的风险。

秋季腹泻的临床表现

秋季腹泻的前期可能有上呼吸道感染症状，例如：鼻塞、流鼻涕等，多以呕吐与高热起病，会出现严重的水样腹泻，宝宝会出现尿少等体内水分严重不足的症状。

秋季腹泻的自然病程约为1周，病毒往往1周左右后自动消亡。

容易并发宝宝脱水和电解质紊乱，若宝宝皮肤弹性变差，四肢冰凉，精神状态差，需对症治疗。

如何对患秋季腹泻的宝宝进行护理

虽然秋季腹泻具有自愈性，但不代表完全不需要干预，妈妈需要及时帮宝宝恢复体内电解质平衡，必要时需配合医生进行有效的治疗，以防宝宝出现脱水性休克。在日常生活中也要做好相关护理，以减轻疾病带给宝宝的痛苦。

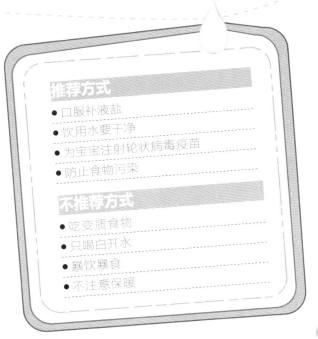

推荐方式
- 口服补液盐
- 饮用水要干净
- 为宝宝注射轮状病毒疫苗
- 防止食物污染

不推荐方式
- 吃变质食物
- 只喝白开水
- 暴饮暴食
- 不注意保暖

胃肠型感冒

胃肠型感冒是感冒的一种，主要是由一种叫"柯萨奇"的病毒引起的，同时伴有细菌混合感染，胃肠症状较明显。

胃肠型感冒的临床表现

胃肠型感冒在医学上又称"呕吐性上感"，主要表现为胃胀、腹痛、呕吐、腹泻等症状，身体会感觉疲惫乏力、酸疼，一天排便多次，严重时会导致身体脱水、体内电解质紊乱等。这时如果以止泻药物进行治疗，不但不能缓解病情，还会延误病情。

宝宝患胃肠型感冒的主要原因是受外部刺激，比如换季时的天气变化，冷空气会刺激宝宝的肠胃，生活习惯不规律，不良饮食等。宝宝在患胃肠型感冒的初期，会有被误当作急性胃肠炎的情况发生。患急性胃肠炎的宝宝恶心、呕吐较为剧烈，呕吐物常有刺激性气味，但一般没有发热症状。

如何对患胃肠型感冒的宝宝进行护理

胃肠型感冒患儿会出现全身乏力、酸疼的症状，妈妈除了需要带宝宝去医院进行专业治疗，还要做好日常护理。

喝水
多喝温水。

饮食
清淡饮食，多喝粥类食物。

果蔬
水果、蔬菜适量。

睡眠
保证睡眠充足。

别贪玩不睡觉！
睡眠充足有利于宝宝身体恢复。

别吃刺激性食物！
易刺激肠胃，不利于恢复。

别滥服药物！
随意服用药物有损宝宝健康。

别捂着！
捂在被子里不利于散热，也容易滋生细菌。

牛奶蛋白过敏

婴幼儿过敏大多是从食物过敏起步，现在不少婴儿出生后第一口奶喝的是配方奶，可能会造成牛奶蛋白过敏。当宝宝出现牛奶蛋白过敏时，妈妈应停掉宝宝所有的牛奶制品，坚持喂养母乳，妈妈自身也应该限制食用牛奶或含牛奶的食物。

婴儿最常接触且最易致敏的食物抗原是牛奶，大多数的普通奶粉都是由牛乳进行加工而来的。过敏严重的患儿可能会营养不良，出现明显消瘦，发育落后或延迟等。一般宝宝脸上有湿疹，家长容易注意到，可有一些过敏的宝宝往往会影响到肠道，导致肠道黏膜充血、腹泻或便秘，从而影响营养素的吸收。临床上，很多过敏的宝宝非常瘦，这可能与过敏导致胃肠道吸收不良有关。

牛奶蛋白过敏怎么喂养

宝宝牛奶蛋白过敏，妈妈应停止牛奶制品喂养，同时给宝宝食用水解蛋白配方粉。先选择深度水解配方粉与氨基酸配方粉连续食用3~6个月后，可在原有配方粉内添加部分水解配方，根据宝宝的耐受状况增加比例，直至全部使用水解配方粉，坚持6个月，再逐渐过渡到正常配方。妈妈应该在专业医生的指导下进行。

如何对患牛奶蛋白过敏的宝宝进行护理

宝宝出生后第一口奶应该是母乳，喝配方奶易造成宝宝牛奶蛋白过敏。若宝宝已经患有牛奶蛋白过敏，妈妈及时找医生进行专业治疗。还需在日常生活中给宝宝做好护理，坚持良好的饮食习惯。

推荐方式
- 坚持喂养母乳
- 推迟添加辅食
- 补充钙类产品
- 坚持最佳的喂养方式

不推荐方式
- 吃蛋糕
- 喝牛奶
- 太早添加辅食
- 不及时补钙

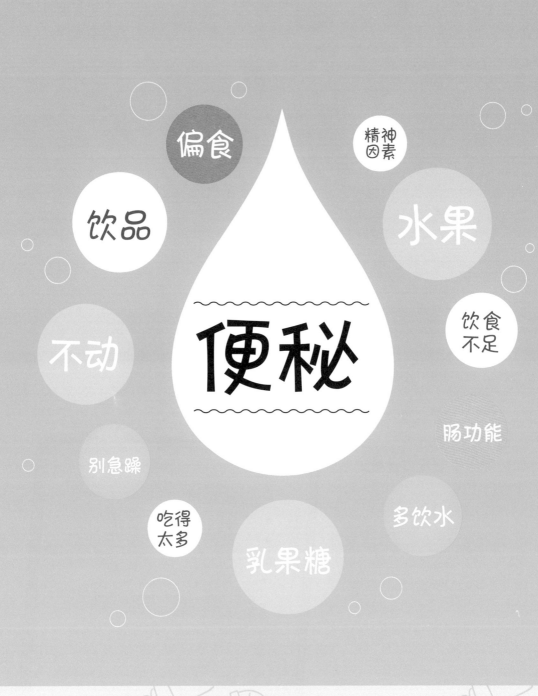

偏食

精神因素

饮品

水果

不动

饮食不足

便秘

肠功能

别急躁

吃得太多

乳果糖

多饮水

第五章
家有便秘宝宝

儿童便秘是一种常见的病症，病因有很多。要么几天不排便，要么就大便出血，不仅影响着宝宝的日常生活，也给妈妈带来很多困扰。怎么解决宝宝便秘成为妈妈头痛的问题。本章就带妈妈来了解一下关于宝宝便秘的原因和护理方法。

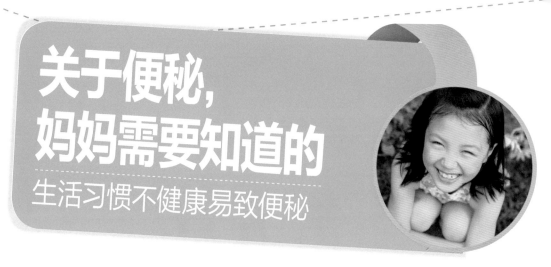

关于便秘，
妈妈需要知道的
生活习惯不健康易致便秘

对于儿童来说，胃肠功能以及免疫功能尚未发育完善，抵抗力较弱，容易发生消化功能紊乱以及吸收障碍等问题；加上饮食结构不合理、生活习惯不健康等，宝宝很容易产生便秘问题。

宝宝便秘发病原因

宝宝便秘的发病原因有很多。一类属功能性便秘，经过调理可以痊愈；一类是先天性肠道畸形导致，一般的调理是不能痊愈的；消化不良也是宝宝便秘的常见原因之一，一般通过饮食调理可以改善。

宝宝饮食不科学、挑食厌食或者没有养成良好的排便习惯、未形成排便的条件反射，都会导致宝宝便秘。还有一些先天性的肠道疾病，如先天性巨结肠和肛裂、肛门狭窄等疾病也会造成便秘。

几天不拉便便算是便秘

便秘是由多种疾病导致的一种症状，而不是一种病。常见症状是排便次数明显减少，超过3天或更长时间排一次，无规律，粪质干硬，常伴有排便困难。由于引起便秘的原因很多，也很复杂，因此，一旦发生便秘，尤其是比较严重的、持续时间较长的，应及时带宝宝到医院检查，查找引起便秘的原因，以免延误原发病的诊治。

肠道发育异常要警惕

肠道指的是从胃幽门至肛门的消化管。肠是消化管中最长的一段，也是功能最重要的一段。人的肠包括十二指肠、小肠、大肠和直肠。大量的消化作用和几乎全部消化产物的吸收都是在小肠内进行的；大肠主要浓缩食物残渣，形成粪便，再通过直肠经肛门排出体外。如果肠道发育异常，就会影响到食物残渣、毒素的排出，临床可能表现出便秘。对于婴幼儿，特别要考虑先天发育畸形，比如常见的先天性巨结肠。

宝宝便秘原因及一些注意事项

宝宝便秘的原因有很多，妈妈应在日常生活中做一些简单护理，有益于宝宝健康成长。

食物摄入量不足
宝宝食量太少时，经过消化后肠道中的余渣少，大便量不足。

食物不适合宝宝
粪便中会含大量不能溶解的钙皂，致粪便增多，容易便秘。

肠功能失常
生活和排便不规律，排便反射减弱可引起便秘。

精神因素
突然的精神刺激、生活环境的改变等可导致短时间的便秘。

别偏食！
要均衡饮食。

别随意喝饮品！
要根据宝宝的实际情况选择饮品。

别饭后立即吃水果！
饭后立即吃水果会使食物停滞在胃里。

别坐着不动！
常运动有益于缓解便秘。

如何预防小儿便秘

要尽量调整宝宝的饮食结构，使饮食多样化，让宝宝多吃水果、蔬菜等富含粗纤维的食物。应注重日常生活的护理，为宝宝身体健康护航。

推荐方式
- 养成良好饮食习惯
- 多吃富含纤维的食物
- 给宝宝补充益生菌
- 多到户外走走

不推荐方式
- 不爱运动
- 挑食
- 只吃肉不吃菜

不同年龄段宝宝便秘的护理

治疗宝宝便秘，最主要的还是应以调护为主。要尽量调整饮食结构，使饮食多样化。

不合理添加辅食会使肠道产生抗议

婴幼儿消化系统发育尚未成熟，胃酸和消化酶分泌少，酶活性低，不能适应食物质和量的较大变化，同时神经、内分泌、循环、肝肾功能发育不成熟，如果一次性添加辅食太多，肠道不耐受，会出现肠功能紊乱。

偏食易造成便秘

宝宝便秘，跟天气干燥等外界条件有一定关系，但如果一年四季都易发生便秘，主要在于宝宝没有养成良好的饮食习惯。有些宝宝不喜欢吃蔬菜、水果，偏好肉食、奶类等高蛋白食物，容易抑制肠胃蠕动，影响排便。

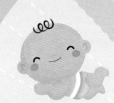

不同年龄段护理有不同

0~3 个月宝宝
适当增加母乳量，多喝温水有助积极排便。

4~12 个月宝宝
可以训练定时排便，进食后肠蠕动加快，可以训练宝宝在进食后排便。

1~3 岁宝宝
多喝温水，多吃蔬菜，若是情节严重的宝宝，应送医院就诊。

护理方法

一般来说，改善宝宝饮食习惯是治疗宝宝便秘的直接有效方法。还要多运动，以增加肠道蠕动，妈妈可以多多学习。

这些护理误区妈妈不要犯

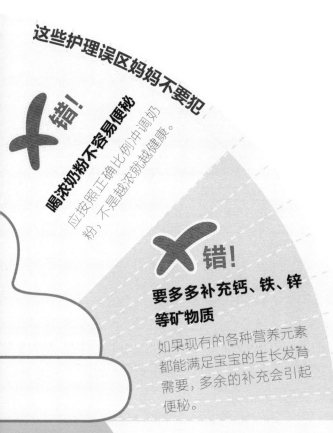

✗ 错!
喝浓奶粉不容易便秘
应按照正确比例冲调奶粉,不是越浓就越健康。

✗ 错!
要多多补充钙、铁、锌等矿物质
如果现有的各种营养元素都能满足宝宝的生长发育需要,多余的补充会引起便秘。

✗ 错!
喝酸奶就能治便秘
较小的宝宝不适合喝酸奶,否则可能会引起宝宝过敏。

认识误区
虽然宝宝便秘不是什么大问题,但大多数妈妈在护理中存在很多误区。

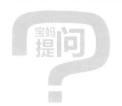

宝妈提问？

宝宝经常便秘,便便的时候憋红了脸。请问如何从生活上改善呢?

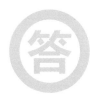

答

需要改善食物的质和量,注意让6个月以后的宝宝摄入一定量的白开水,适量摄入含有纤维素的食物,如蔬菜、水果,促进肠蠕动。其次,增加身体的活动量有助于促进新陈代谢及血液循环。

💧 宝妈要知道

1 **帮助宝宝养成良好的排便习惯,** 定时提醒宝宝上厕所。不要让宝宝故意憋着大便。

2 **注意补充乳酸菌,** 如双歧杆菌、乳酸粪肠球菌等。

3 **多带宝宝到户外活动,** 有了足够的活动量也能刺激宝宝排便。

宝宝便秘，最好用饮食调理

多吃新鲜蔬菜、水果

有功能性便秘问题的宝宝，平时除了选择纤维素和益生菌来纠正便秘之外，还应该多吃新鲜蔬菜及水果，增加饮食中膳食纤维的摄取量；适量增加粗、杂粮等的摄入量，以扩充粪便体积，促进肠蠕动，减少便秘的发生；必要时，可补充益生菌制剂。

益生菌和膳食纤维，帮助宝宝肠蠕动

益生菌是什么

益生菌是指对人、动物有积极影响的活性微生物，如乳酸菌、嗜酸乳杆菌、双歧杆菌等。可直接作为食品添加剂服用，在摄入一定的数量后，对宿主产生特殊的能超越其固有的基本营养价值的保健作用。

用温开水冲泡益生菌制剂

冲调益生菌制剂时，一定要使用温开水（35~40℃），冲泡好益生菌制剂要及时给宝宝服用，以免益生菌死亡失效。

如果没有存在消化不良、腹胀、腹泻、便秘或其他破坏肠内菌群平衡的因素，不提倡宝宝摄入过多的益生菌制剂。

补充益生菌时要多吃富含膳食纤维的食物。在给宝宝补充益生菌的同时，多吃根茎类蔬菜、水果等富含膳食纤维的食物，就相当于在肠子里创造一个益生菌喜欢生长的环境。必要时，在医生指导下同时补充纤维素，效果更好。多数的益生菌并不喜欢肉类和葡萄糖，如果含益生菌的食品中含有过多的糖分会降低菌种的活性。

益生菌不能与抗生素同服

抗生素尤其是广谱抗生素不能识别有害菌和有益菌，它杀死敌人的同时往往把有益菌也杀死了。这种情况可过后补点益生菌，这会对维持肠道菌群平衡起到很好的作用。若必须服用抗生素，服用益生菌与抗生素间隔的时间要长，不短于2~3小时。

便秘的宝宝应该怎么吃

经常便秘的宝宝，养成良好的饮食习惯最重要。妈妈可以帮助宝宝均衡膳食，也可以在医生的指导下帮助宝宝。

水果
多给宝宝吃含水量丰富的水果。

食物
多吃富含膳食纤维的食物。

乳果糖
可以在医生指导下尝试使用乳果糖。

多饮水
日常可以多喝温开水。

别吃得太多！
给宝宝饮食宜定时定量。

别滥喝饮品！
宝宝平时以喝白开水为主。

别着急添加辅食！
通常宝宝要满6个月才开始添加辅食。

别急躁！
便秘的饮食调理是一个相对较长的过程。

便秘时就医应采取的措施

宝宝便秘会伴随腹胀、腹痛、食欲差等症状，会影响宝宝的情绪和心理，也给妈妈带来很大的烦恼，必要时妈妈应带宝宝去医院接受专业治疗。同时也应对宝宝采取积极助疗措施，在日常生活中加强护理，以缓解宝宝身体不适。

推荐方式
- 多吃纤维素含量高的果蔬
- 帮助宝宝养成排便习惯
- 多喝水

不推荐方式
- 习惯性憋便
- 久坐不动
- 只补纤维不补水
- 过度依赖泻药

便秘

宝宝的特别餐单

便秘宝宝不宜食用含蛋白质和钙过多的食物，如乳类、瘦肉类、鱼类、蛋黄、豆类、海带、紫菜等。不宜食用易胀气和不易消化的食物，如干豆类、洋葱、土豆以及甜食等。不宜食用过于精细的食物。

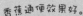

核桃有润便利肠的功效。

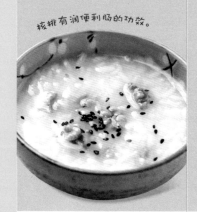

香蕉通便效果好。

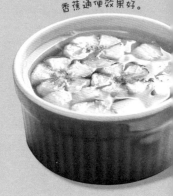

核桃粥

原料：核桃仁 20 克，粳米 50 克，熟黑芝麻适量。

适应证
便秘
腹痛

冰糖香蕉

原料：香蕉 1 根，冰糖适量。

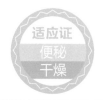

适应证
便秘
干燥

制作方法

1. 将核桃仁捣碎；粳米淘净。
2. 将粳米、核桃末放入锅内，加适量水，用大火烧沸后，转用小火煮至米烂成粥，撒上熟黑芝麻即可。

营养评价：核桃内含有丰富的核桃油，可以软化大便，润滑肠道，还含有大量的膳食纤维，可以促进肠胃蠕动。大便稀薄者忌食用。

1. 将香蕉去皮，切片。
2. 将香蕉片与冰糖同放入碗内，加少量开水，隔水蒸 15 分钟左右即可。

营养评价：冰糖香蕉有润肠通便、润肺止咳的功效。

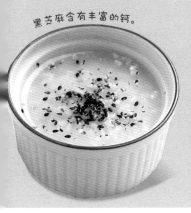

黑芝麻含有丰富的钙。

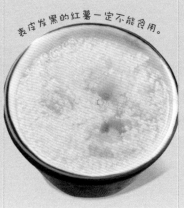

表皮发黑的红薯一定不能食用。

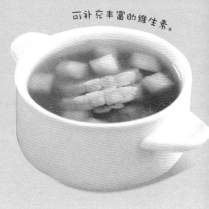

可补充丰富的维生素。

黑芝麻粥

原料：黑芝麻 6 克，粳米 50 克。

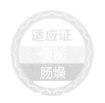

适应证
便秘
肠燥

1. 锅烧热，放入黑芝麻，用中火炒熟，取出研末。
2. 将粳米淘净，放入锅中，加适量水，大火烧沸转小火煮，米八成熟时，放黑芝麻末拌匀，继续煮至米烂成粥即可。

营养评价：黑芝麻性温，又含油质，有润滑肠道的功效。

红薯粥

原料：红薯、小米各 50 克。

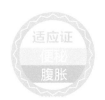

适应证
便秘
腹胀

1. 将红薯去皮洗净，切小块；小米淘净。
2. 将小米、红薯放入锅中，加适量水，用大火烧沸后，转用小火煮至米烂成粥即可。

营养评价：红薯能滑肠通便，健胃益气，并含有较多的膳食纤维，能促进肠道蠕动，增大粪便的体积，促进通便。

玉米苹果汤

原料：苹果 1 个，鲜玉米段适量。

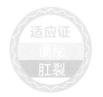

适应证
便秘
肛裂

1. 将苹果洗净，去皮，去核，切块。
2. 将苹果与鲜玉米段一同加水熬煮，煮至食材全熟即可。

营养评价：苹果富含膳食纤维，与玉米同食可缓解大便干结症状。适用于大便干硬，上厕所时肛门疼痛的宝宝。给宝宝食用玉米粒时，可尽量捣碎，以免噎着。

与便秘密切相关的5种常见病

关注宝宝大便颜色、形状

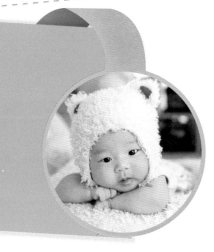

宝宝的大便与很多疾病有关系，这种关系从宝宝出生后第一次排便就开始了。大多数的婴儿在出生后 12 小时内会排出墨绿色的浓厚胎便。如果胎便延迟，或者大便颜色、形状异常，需要找专业医生检查。

巨结肠

巨结肠不是一种常见病，是结肠扩张肥厚，但真正病变的是肠管下方的细小肠管，不是扩张的结肠。由于缺少神经节细胞，长期处于痉挛细小的状态，大便到了这里就很难通过，囤积在上方正常的肠管内，时间越长上方的肠管就扩张增肥，变成了巨结肠。

先天性巨结肠

婴儿在出生后 24 小时内就会排便，当出现排便延迟或排出的胎便颜色、形状异常时，可能是宝宝出现了先天性巨结肠。先天性巨结肠是由于直肠或结肠远端的肠管持续痉挛，粪便淤滞近端结肠，使肠管肥厚、扩张，是一种小儿的先天性肠道畸形。

绝大多数患儿出生后 48 小时或更长时间没有胎便，会出现腹胀或者呕吐。少数患儿在出生后 3~4 天可以排出少量硬结胎便。由于胎便积滞，细菌繁殖，会导致其他并发症。如果宝宝全身情况持续恶化，出现拒食、呕吐、脱水等症状，会引发休克，应积极治疗。

宝宝便秘与巨结肠的区别

在宝宝成长过程中，出现很多天没有大便的现象，妈妈会认为是宝宝出现了便秘，巨结肠的基本症状也是多天没有排便，如何区分普通的便秘与巨结肠的状况呢？

巨结肠的特点是大多数宝宝在出生时就开始排便困难了，如果婴儿在 48 小时内没有排便，就应该找专业医生检查宝宝是否存在巨结肠。普通的宝宝便秘一般发生在 1~3 岁之间。

巨结肠的临床表现及注意事项

　　宝宝发生巨结肠的时候妈妈容易误会成宝宝出现了功能性便秘。那么，宝宝巨结肠的症状有哪些呢？

大便排出困难
一般会存积在肠内。

食欲差
长时间不排便，也没有进食的欲望。

腹胀
大便通过困难，造成结肠扩张肥厚，便会形成腹胀。

营养不良
由于长时间不想进食造成营养缺乏。

别随意变换食物！
宝宝胃肠接受能力差，易引起其他并发症。

别过早停止母乳！
母乳营养好，利于吸收。

别只喝水！
应多食入膳食纤维。

别使用开塞露！
应从根本上解决问题。

如何对患巨结肠的宝宝进行护理

　　当宝宝出现排便困难、腹胀、营养不良等状况，应及时找医生就诊。如果需要进行手术治疗，妈妈也不必太焦急，一般宝宝手术后恢复很好，不会出现并发症。妈妈应该做好相关护理。

推荐方式
- 积极呵护宝宝、关爱宝宝
- 根据医嘱按时服用药物
- 适当饮水

不推荐方式
- 持续进食
- 频繁使用开塞露
- 随意吃药
- 奶粉冲调过稠

肛裂

肛裂指消化道出口从齿线到肛缘这段最窄的肛管组织表面裂开，反复不愈的一种疾病。大多因为大便干燥，排便用力使干硬大便擦伤或撑裂肛管上皮(内皮)形成。肛门有个裂口，排便时感到疼痛，伴随大便出血。

肛裂大多是由于便秘造成的，大便粗硬，超过了肛门顺畅扩张的限度，就可能会导致肛门皮肤黏膜的撕裂。当宝宝下次大便的时候，伤口会被刺激，感到疼痛，大便会伴随出血，容易造成宝宝拒绝大便，大便时疼痛哭闹。

宝宝拒绝排便会加重便秘的程度，而大便干硬，又会加重肛裂的程度，形成恶性循环，时间过久就会出现局部肉芽组织增生，形成"哨兵痔"。

肛裂的临床表现

宝宝肛裂的主要症状表现为便血，排便时肛门疼痛，宝宝会拒绝排便。粪便干结，排出困难，会使肛裂难以愈合。

有效地预防肛裂，需要妈妈培养宝宝良好的排便习惯；增加宝宝的活动量，加强运动；还要进行科学的喂养，保持良好的饮食习惯等。当宝宝已经出现肛裂，妈妈不能随意给宝宝使用通便泻药或者开塞露，应保持良好的生活习惯，症状严重时需去医院就医。

如何对患肛裂的宝宝进行护理

患肛裂的宝宝大多拒绝排便，因为拉扯伤口造成疼痛，大便时伴随出血症状。如果不积极治疗，大多会造成慢性肛裂。因此在日常生活中妈妈应该做好护理。

喝水
多喝温水与果汁。

补充膳食纤维
多吃富含膳食纤维的食物。

个人清洁
保持肛门清洁。

听从医嘱
适当使用药物松弛括约肌。

别不爱运动！
多运动会促进胃肠蠕动。

别不注重卫生清洁！
忽略清洁只会增加细菌感染的概率。

别不爱喝水！
及时饮水会缓解大便干的症状。

别拒绝排便！
有宝宝害怕疼痛就不去排便，只会加重病情。

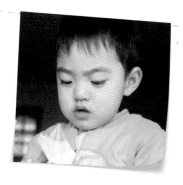
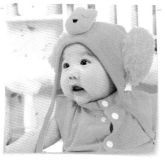
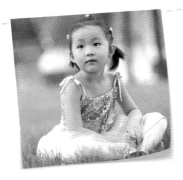

攒肚

攒肚一般指宝宝大便规律的改变。宝宝2~3天或4~5天，有的甚至于15天不排大便也无痛苦表现，待到排便仍为黄色软便，无硬结，量也不是特别多，这种现象称为攒肚。

攒肚不是一种疾病，只是一种现象，不需要对宝宝做特殊的治疗，是在宝宝从大便次数多到大便次数少的过渡中出现的。大便次数的减少，是大多数宝宝必然会经历的过程。

月龄越小，宝宝大便次数差异越大。宝宝在1岁以内，随着月龄增加，大便次数呈现下降趋势明显；3岁以后的宝宝大便次数才开始变化不大。

攒肚的临床表现

宝宝发生攒肚期间，精神状态良好，大便的形态正常。等到宝宝添加辅食以后，吃入的食物多了，会摄入更多的膳食纤维，促进胃肠道蠕动，会增加粪便的体积，使便便容易排出，次数恢复正常。

如何对患攒肚的宝宝进行护理

攒肚是宝宝生长发育过程中出现的正常生理现象，不会造成宝宝营养吸收失调，所以妈妈不用带宝宝去医院做特殊治疗，在家做好护理，帮宝宝通便即可。

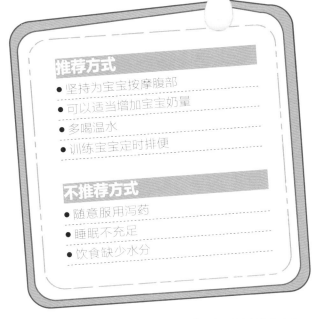

推荐方式
- 坚持为宝宝按摩腹部
- 可以适当增加宝宝奶量
- 多喝温水
- 训练宝宝定时排便

不推荐方式
- 随意服用泻药
- 睡眠不充足
- 饮食缺少水分

肠套叠

肠套叠是指一段肠管套入与其相连的肠腔内，并导致肠内容物通过障碍。一般常发生于婴幼儿，特别是2岁以下的宝宝，每年的秋冬季节是急性肠套叠的高发期。

急性肠套叠一般发生于2个月至2岁之间的宝宝。

肠套叠经明确诊断后治疗并不难，通过灌肠，靠气体或水的压力将钻进去的肠子冲出来，就可以治好，大部分患儿也不会复发。如若有肠坏死的可能，就要为宝宝动手术了。

肠套叠的临床表现

由于腹胀导致的疼痛会使宝宝出现哭闹、面色苍白，出汗等症状，有时会伴随呕吐、大便带血、腹部疑似有肿块状物、大便呈果酱样的情况发生。

当妈妈发现宝宝疑似肠套叠，应立即送宝宝去医院治疗。

如何对患肠套叠的宝宝进行护理

对于患肠套叠的宝宝，妈妈一般都会很恐慌，除了积极的治疗，还应做好日常生活中的预防和护理。

科学喂养
均衡膳食，减少胃肠负担。

注意腹部保暖
宝宝腹部受凉易造成胃肠疾病。

防止肠道发生感染
注意合理饮食。

清洁卫生
防止病毒细菌感染。

别不爱运动！
多运动会促进胃肠蠕动。

别随意更换食物！
会加重宝宝胃肠负担。

别受凉！
应学会季节性更衣。

别吃不易消化的食物！
宝宝消化能力不够健全，会加重病情。

小儿痔疮

小儿痔疮的发病率低，一般为内痔，外痔与混合痔相对较少。引起小儿内痔常是由于直肠静脉壁有先天性薄弱的缺陷。还有一个原因是便秘，粪块压迫直肠下端和肛门口，使肛门部静脉血液流动受阻，静脉逐渐扩张而成。

小儿内痔一般不需要特殊的治疗，只要调整饮食，多吃果蔬，防治宝宝便秘，保持良好的生活习惯，都能自行消退。若妈

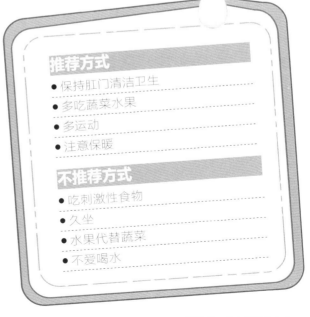

多运动，可促进肠胃蠕动。

妈担心宝宝身体不适，可以去医院进行专业治疗。

小儿痔疮的临床表现

1 **排便异常:** 在开始喂养宝宝奶粉的时候，由于奶粉与母乳的喂养失调，造成大便干结，时间过长就会形成便秘，宝宝大便会干而硬，由于排便困难，宝宝会排斥排便。

2 **排便疼痛:** 因为排便困难，粪便堆积会使宝宝在排便时拉扯肛门造成疼痛，从而造成宝宝不敢大便，大便时哭闹。

3 **便血:** 宝宝排便困难时会使内痔增大，因为磨损或破裂造成便血。所以有内痔的宝宝在排便时会有出血的症状发生。

如何对患小儿痔疮的宝宝进行护理

妈妈不需太担心，及时观察宝宝的精神状态，做好家庭护理。如果宝宝症状没有缓解或者更严重，则需及时去医院就医。

推荐方式
- 保持肛门清洁卫生
- 多吃蔬菜水果
- 多运动
- 注意保暖

不推荐方式
- 吃刺激性食物
- 久坐
- 水果代替蔬菜
- 不爱喝水

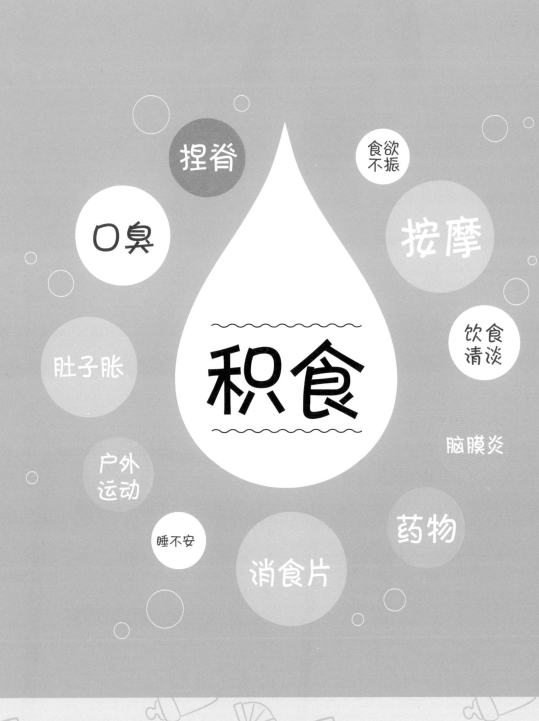

捏脊

食欲不振

口臭

按摩

肚子胀

饮食清淡

户外运动

脑膜炎

睡不安

消食片

药物

积食

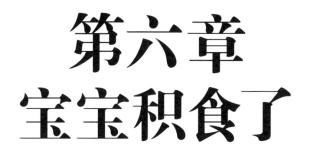

第六章
宝宝积食了

　　大多数妈妈认为宝宝正是长身体的时候，吃得越多越好。其实不然，宝宝还没有自我控制能力，喜欢吃个不停，长期摄入过多的热量不仅会造成宝宝肥胖，更严重的是会导致宝宝积食，不利于宝宝健康。

关于积食，
妈妈需要知道的

宝宝积食可能是消化不良

从中医角度上来说，积食主要是指小儿乳食过量，损伤脾胃，使乳食停滞于中焦所形成的胃肠疾患。积食多发生于婴幼儿，主要表现为腹部胀满、大便干燥或酸臭、肚腹胀热。食积的时间长了，会造成小儿营养不良，影响生长发育。

宝宝积食的原因

由于年龄小，宝宝还不具备自我控制的能力，常常吃个不停，而家人往往以为宝宝正是长身体的时候，吃得愈多愈好，所以一般宝宝想吃东西家长是不会拒绝的。实际上不论哪一种食物，再有营养也不能吃得太多，否则会损害宝宝的身体健康，造成宝宝积食症状的出现，如腹胀、易饱、反酸、嗳气，有的患儿还会恶心、呕吐等。

宝宝积食的一个原因是运化不及，导致消化不良。还有一个原因就是宝宝平常肠胃虚弱，或者由于生病损伤脾胃，导致稍有饮食增加，就会饮食而不化。

什么时候需要就医

功能性消化不良给患儿带来的危害集中表现在上消化道症状引发的不适以及可能对生活质量的影响。部分患儿因为功能性消化不良症状致进食减少、

消化吸收效率降低，导致不同程度的营养不良。所以若宝宝经常恶心、打嗝、腹胀，应及时就医。

饮食须有节制

如果妈妈任由宝宝暴饮暴食，很容易造成宝宝积食。宝宝的消化系统发育尚不健全，易增加胃肠负担，导致消化功能絮乱，会使宝宝出现呕吐、积食的症状。

积食的症状及简单护理

一般宝宝面对美味佳肴就很难管住自己的嘴，把自己的小肚子吃得鼓鼓的，这样容易造成积食。积食的宝宝一般有哪些症状呢？

食欲不振
宝宝胃口缩小了，没有以前那么能吃了。

口臭
胃里积累太多未消化的食物，说话时会有口气出现。

睡不安
睡觉时不停地翻动。

肚子胀
由于积食，肚子明显胀大。

饮食清淡
合理膳食，养成良好饮食习惯。

小儿消食片
遵医嘱给宝宝吃消食片。

捏脊
妈妈用两手从上向下捏宝宝脊柱。

户外运动
让宝宝多运动。

如何预防宝宝积食

宝宝积食一般是饮食不规律造成的。饮食过量导致体内食物不能及时被消化而引起一系列不适的症状。宝宝年龄小，没有良好的控制能力，一般会一直想吃东西，妈妈不能认为宝宝在吃就是宝宝需要，应该掌控好宝宝的饮食习惯，控制宝宝的食量，并在日常生活中为宝宝做好相关护理工作。

推荐方式
- 均匀合理的膳食结构
- 多带宝宝运动
- 注意清洁卫生
- 多喝温水

不推荐方式
- 频繁地喂食
- 缺乏锻炼
- 随意吃泻药
- 穿得过多

不同年龄段宝宝积食的护理

积食会增加宝宝肠、胃的负担，时间一长会导致宝宝出现营养不良，积食也很容易引起呼吸疾病。所以妈妈要做好预防和护理。

积食引起的消化不良

年龄小的宝宝多是由妈妈喂养，妈妈喂养不定时或不定量、突然改变食物品种、过早添加辅食会造成宝宝积食，引起消化不良。宝宝会感到腹部不适，影响吃奶，导致营养不良，以至于影响生长发育，必要时要去医院就诊。

越积食越能吃

有的宝宝往往积了还是很能吃，造成腹部胀满。这类宝宝往往是食用了高热量的食物，导致积滞化热，饿得特别快，中医称为"消谷善饥"。但宝宝的脾运化功能不足，脾又无力运化，身体吸收不到营养，最终就会越吃越积，越积越吃。

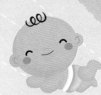

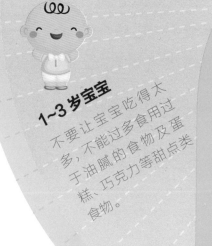

不同年龄段护理有不同

0~3个月宝宝

每天晚上睡觉前，妈妈可以为宝宝推拿一下肚子，促进宝宝肠胃蠕动。

4~12个月宝宝

每餐不要喂得太多，少食多餐，也可以推拿腹部。

1~3岁宝宝

不要让宝宝吃得太多，不能过多食用过于油腻的食物及蛋糕、巧克力等甜点类食物。

护理方法

一般来讲，宝宝积食大多是吃得太多造成的，积食日久，会造成宝宝营养不良，影响生长发育。

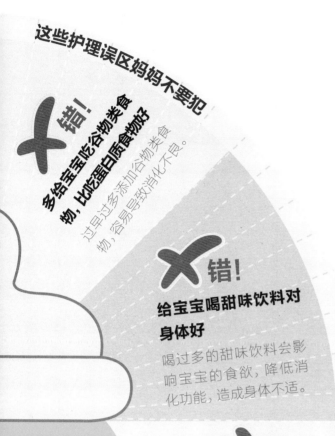

这些护理误区妈妈不要把

✗错!

多给宝宝吃谷物类食物，比吃蛋白质食物好

过早过多添加谷物类食物，容易导致消化不良。

✗错!

给宝宝喝甜味饮料对身体好

喝过多的甜味饮料会影响宝宝的食欲，降低消化功能，造成身体不适。

✗错!

让宝宝不停地吃东西，这样才健康

家长会认为"吃饱了总比饿着强"，其实食入过多的食物会加重宝宝的肠胃负担。

认识误区

有些家长对宝宝积食问题存在很大的认识误区。应早点给宝宝添加辅食？错！宝宝不长牙就不能吃饭？错！

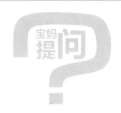

我家宝宝 7 个月了，混合喂养，每次吃奶大概 130 毫升，而且没有饥饿感，一般 2~3 小时喂 1 次，每次喝奶后总要打饱嗝，有嗳气。

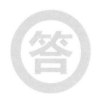

宝宝打饱嗝说明咽下空气多。不要喂得太频繁，3~4 小时喂 1 次奶，辅食每天可以吃 1~2 次，可以吃点肉泥、蔬菜泥。

🍼 宝妈要知道

1 **一般情况下，**宝宝不爱吃饭，不要强迫吃饭，也尽量避免宝宝吃太多的零食，应及时查找原因或就医。

2 **妈妈不要把宝宝包得太严实，**不利于宝宝活动，活动少也影响进食。

小儿积食，试试推拿

小儿积食，中医也称"积滞"，是指小儿饮食没有节制，停滞中脘，食积不化而引起的一种脾胃病。

小儿积食时间长往往引起宝宝厌食，以较长时期食欲不佳、见食不贪、食量减少为特征。本病可发生于任何季节，夏季暑湿当令之时，发病率较高。儿童时期均可发病，临床以1~6岁儿童为多见，城市儿童发病率较高。

脾失健运型积食

宝宝如果面无光泽，食欲不佳或吃饭不香，拒进饮食，腹胀，恶心呕吐，舌苔白腻，一般是脾失健运型积食。

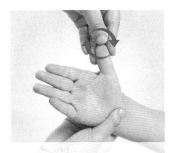

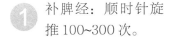

脾经位于拇指末节螺纹面。

1　补脾经：顺时针旋推100~300次。

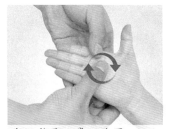

内八卦是以掌心为圆心，从圆心至中指指根横纹约2/3处为半径所作的圆周。

2　掐运内八卦：用拇指指端顺时针掐运内八卦100次。

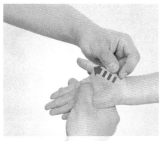

胃经位于拇指掌面近掌端第1节。

3　清胃经：用拇指螺纹面向指尖方向直推胃经100~300次。

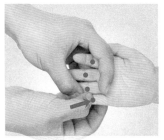

四横纹位于掌面食、中、无名、小指第1节横纹处。

4　掐揉四横纹：用拇指指甲掐揉四横纹各3~5次。

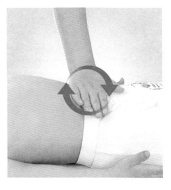

5　摩腹：用手掌面顺时针摩腹3~5分钟。

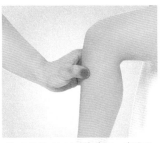

足三里位于小腿前外侧，外膝眼下3寸，距胫骨前缘1横指。

6　按揉足三里：用拇指指端按揉足三里30次。

脾胃阴虚型积食

脾胃阴虚型积食的宝宝，通常不想吃饭、口干、喝水多、大便干结，舌苔多见光剥、舌质红等。

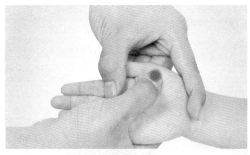

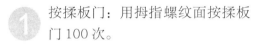

板门位于手掌大鱼际平面。

① 按揉板门：用拇指螺纹面按揉板门 100 次。

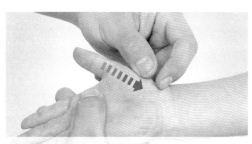

胃经位于拇指掌面近掌端第 1 节，即大鱼际桡侧赤白肉际处。

② 补胃经：用拇指螺纹面向指根方向直推胃经 100~300 次。

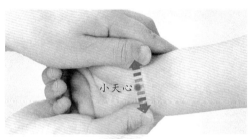

小天心位于手掌根部，大鱼际与小鱼际相接处，手阴阳穴位于小天心的两侧。

③ 分推手阴阳：以两手拇指，从小天心沿着大横纹，向两侧分推 3~5 分钟。

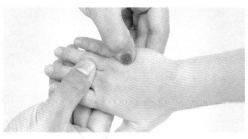

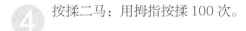

二马位于手背无名指与小指掌骨头之间的凹陷中。

④ 按揉二马：用拇指按揉 100 次。

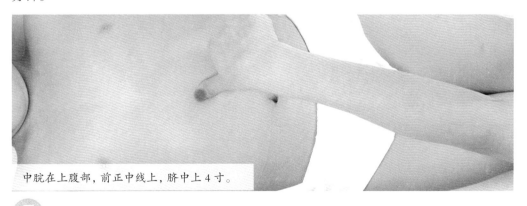

中脘在上腹部，前正中线上，脐中上 4 寸。

⑤ 按揉中脘：用拇指轻轻按揉 30~50 次。

积食

宝宝的特别餐单

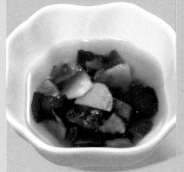

山楂健胃消食。

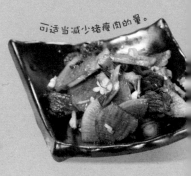

可适当减少猪瘦肉的量。

山楂红枣汤

原料：山楂20克，红枣2颗，姜片4片，红糖适量。

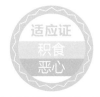

适应证
积食
恶心

白萝卜炒肉片

原料：白萝卜50克，猪瘦肉100克，葱末、酱油、盐、香菜末各适量。

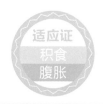

适应证
积食
腹胀

如果宝宝出现积食的症状，饮食上就要以清淡为主，有助减轻肠道负担，这期间最好不要吃冷的食物，即使是水果也要热一下。等肠道功能恢复以后，再恢复到正常饮食。

制作方法

1. 红枣、山楂洗净，去核，切块。
2. 放入锅中，加入水，放入姜片，中火煮开；改小火煮10分钟，加入红糖，搅拌均匀即可。

营养评价：具有消食健胃、补中益气、散寒的作用。

1. 白萝卜、猪瘦肉洗净，切片。
2. 油锅烧热，放入猪瘦肉，炒至发白。加葱末，倒入酱油，放白萝卜片，加盐；白萝卜熟后，撒上香菜末即可。

营养评价：白萝卜味辛甘、性凉，具有下气消食的作用。

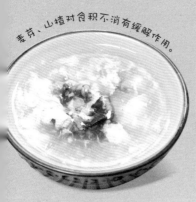

麦芽、山楂对食积不消有缓解作用。

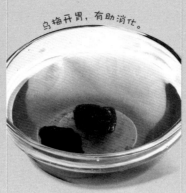

乌梅开胃，有助消化。

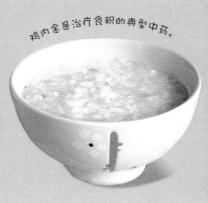

鸡内金是治疗食积的典型中药。

麦芽山楂蛋羹

原料：鸡蛋 1 个，麦芽 15 克，山楂 20 克，淀粉、盐各适量。

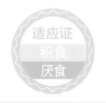

适应证
积食
厌食

冰糖乌梅汤

原料：乌梅、冰糖各 30 克。

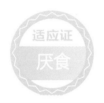

适应证
厌食

鸡内金粥

原料：鸡内金 5 个，陈皮 3 克，砂仁 2 克，粳米 50 克，白糖适量。

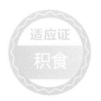

适应证
积食

1. 山楂洗净，切片。

2. 放入锅内，加入麦芽和水，煮 1 小时左右，去渣取汤汁。

3. 鸡蛋打散，淀粉用水调成糊状；将汤汁煮沸，加入鸡蛋液及淀粉糊，边下边搅拌，加适量盐调味即可。

营养评价：健脾开胃，消食导滞。

1. 将乌梅洗净，浸泡 20 分钟后去核。

2. 将乌梅入锅，加适量水煮至半熟，然后加入冰糖，熬煮至冰糖完全溶化即可。

营养评价：乌梅味酸性温，具有收敛生津、开胃助消化的功效。

1. 将鸡内金、陈皮、砂仁研成细末。

2. 将粳米淘净入锅，加适量水煮粥。

3. 在粳米快熟时将上述细末入锅一起熬煮至米烂熟，加入白糖即可。

营养评价：本方助脾、健胃、消积，适用于消化不良的宝宝。

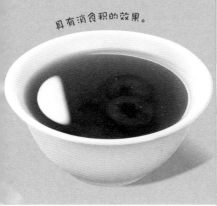

具有消食积的效果。

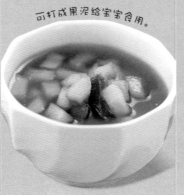

可打成果泥给宝宝食用。

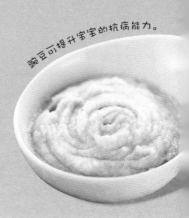

豌豆可提升宝宝的抗病能力。

山楂红糖饮

原料：山楂片 30 克，红糖 20 克。

山楂苹果羹

原料：山楂 40 克，苹果半个，白糖适量。

奶香豌豆泥

原料：豌豆 100 克，白糖 5 克，牛奶 100 毫升。

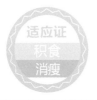

适应证
积食
消瘦

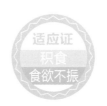

适应证
积食
食欲不振

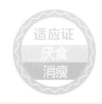

适应证
厌食
消瘦

制作方法

1. 将山楂片放入砂锅内，加适量清水，煮开。
2. 加入红糖，煮至红糖完全溶化即可。

营养评价：山楂健脾开胃、消食化滞；红糖含有维生素与微量元素，如铁、锌、锰、铬等。本品口味酸甜，适宜宝宝饮用。

1. 山楂洗净，去核。
2. 苹果洗净，去皮去核，切小块。
3. 山楂和苹果块放入锅中，加入适量清水，大火烧开转小火熬至汤黏稠，加入白糖调味即可。

营养评价：新鲜的山楂含有维生素 C 等成分，可增进食欲。食用山楂苹果羹可促进宝宝恢复食欲。

1. 锅中加水烧开，倒入豌豆，煮熟后捞起，去皮。
2. 豌豆放入搅拌机内，加入牛奶、白糖，打成泥状即可。

营养评价：奶香豌豆泥，风味独特，营养丰富，含有蛋白质、碳水化合物及多种维生素和矿物质。适合宝宝厌食时食用。

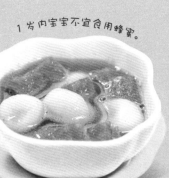

1 岁内宝宝不宜食用蜂蜜。

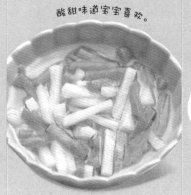

酸甜味道宝宝喜欢。

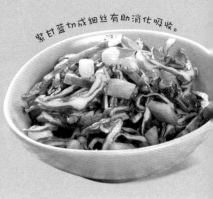

紫甘蓝切成细丝有助消化吸收。

蜜汁西瓜捞

原料：西瓜 100 克，糯米粉 50 克，蜂蜜、白糖各适量。

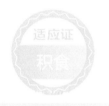
适应证 积食

脆爽红白萝卜条

原料：白萝卜、胡萝卜各 50 克，白糖、白醋各适量。

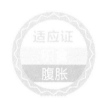
适应证 腹胀

紫甘蓝沙拉

原料：紫甘蓝 100 克，红甜椒 30 克，玉米粒、香油、橄榄油各适量。

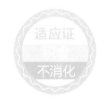
适应证 不消化

1. 把糯米粉与白糖混合，加水，揉成面团；把面团搓成小团子。

2. 烧水，水开后把糯米团子放水中煮熟，捞出后过冷水沥干。

3. 一部分西瓜果肉打成西瓜汁，西瓜汁与糯米团子混合拌匀；再放入另一部分切成小块的西瓜果肉，淋上蜂蜜即可。

营养评价：清热利湿，适合积食宝宝吃。

1. 白萝卜、胡萝卜洗净，切细条。

2. 放入容器内，加入白糖、白醋，搅拌均匀即可。

营养评价：萝卜中的 B 族维生素和钾、镁等矿物质可促进肠胃蠕动，有助于体内废物的排除，清脆可口，适合积食宝宝食用。

1. 紫甘蓝剥去老叶，洗净，切细条；红甜椒洗净切小块；玉米粒煮熟。

2. 紫甘蓝条焯水 1 分钟，捞出沥干。

3. 紫甘蓝晾凉后放入容器内，加红甜椒块、玉米粒和香油、橄榄油拌匀即可。

营养评价：紫甘蓝有通便、强筋等功效，适合积食化热宝宝食用。

与积食密切相关的5种常见病

积食是中医里的一个病症

积食是幼小的宝宝常有的消化失调性疾病。宝宝越小脾胃越薄弱，如果积食日久，容易影响脾胃功能，导致免疫力下降，甚至会影响生长发育。

头痛

有些宝宝头痛的病根儿在积食上，最常见的表现是前额疼。中医认为前额属脾胃，两侧属肝胆，头顶属心肺，后脑属肾。宝宝前额疼，就是脾胃出了问题。

头痛是宝宝的常见症状，大多数是功能性的，所以宝宝突然出现头痛时，家长不要惊慌失措。但是头痛也可能是严重疾病的信号，因此家长不能抱着"头痛脑热不是病"的心态而疏忽大意。

怎样及时发现宝宝头痛

"头好痛"，年龄大一些的宝宝会向家长清楚地描述自己不舒服的地方，而对那些表达能力差的幼儿或还不会讲话的小婴儿，家长如何及时发现他们的头痛呢？一般来说，家长可以通过观察宝宝的一些反应，从他们头痛的"特殊信号"来做出初步的判断：

1 抱头： 用手拍头、扯头发、搓头，脸上露出痛苦的表情。

2 抓耳挠腮： 皱眉头或高声尖叫，不敢活动头部。

3 烦躁： 宝宝表现得很烦躁，一直哭闹，还可能会发脾气。

4 影响正常生活： 食欲、睡眠受到明显影响，甚至出现行为方面的偏差。

宝宝发热头痛时能吃止痛药吗

宝宝发热头痛常见的原因就是感冒，如果十分明确地认识到宝宝是由于感冒引起的发热头痛，可以在医生的指导下服解热镇痛药。

宝宝头痛的原因

除积食外，引起宝宝头痛的原因有很多，下面介绍几种常见的原因。

五官疾病
鼻炎、鼻窦炎、中耳炎、过度使用眼睛。

心理精神因素
宝宝在紧张、睡眠不足的情况下容易头痛。

脑膜炎
脑膜发炎,会引起头痛。

脑瘤
脑部出现肿瘤会牵扯脑部动脉和静脉引起头痛。

头部外伤
宝宝头部受伤会引起头痛。

环境噪声
长时间噪声的影响易引起头痛。

药物
药物使用不当可能会导致头痛。

发热或缺氧
会影响到脑颅内的血管扩张，引发头痛。

如何对患头痛的宝宝进行护理

宝宝头痛时，妈妈应根据宝宝的精神状态分辨是普通头痛还是严重没有恢复迹象的头痛。如果症状严重，应及时送宝宝去医院诊治；如果宝宝精神状态尚好，妈妈则可以帮助宝宝积极恢复。在宝宝头痛期间，妈妈需要掌握一些日常护理技巧。

推荐方式

- 多喝温水
- 到户外呼吸新鲜空气
- 保证充足的睡眠
- 适当的推拿

不推荐方式

- 环境闭塞
- 缺乏运动
- 没有充足的睡眠
- 饮食不规律

小儿肥胖

很多妈妈不理解，感觉自己家的宝宝吃得不多，可怎么就那么胖呢？还有妈妈纳闷，为什么母乳喂养的宝宝也会肥胖。其实，导致宝宝单纯性肥胖的原因有很多，包括遗传基因，如节约基因的存在，导致一些宝宝更容易肥胖。还有的宝宝在妈妈肚子里就已经开始胖了，一出生就是巨大儿，导致持续性肥胖。

什么样的宝宝算是胖宝宝

如何简单地判断宝宝是否已经肥胖？这需要结合宝宝的月龄体重、身高。从直观上来说，如果感觉宝宝明显比同龄宝宝胖或重，且奶类或饭量很大，则需要注意宝宝是否已经超重或肥胖。体重超过同性别、同身高正常宝宝均值的 20% 以上即可诊断为肥胖症。超过均值 20%~29% 为轻度肥胖，超过 30%~39% 为中度肥胖，超过 40%~59% 为重度肥胖，超过 60% 为极度肥胖。

如何对患小儿肥胖的宝宝进行护理

肥胖可导致 30 多种疾病，胖宝宝可能患上高脂血症、脂肪肝、高血压、2 型糖尿病等。肥胖还会导致宝宝反应变慢，大脑变笨，学习成绩下降，活动受限，关节变形。妈妈应积极护理，帮宝宝告别肥胖。

妈妈日常饮食
妈妈要合理安排自己的饮食，宝宝一般喜模仿。

宝宝日常饮食
妈妈需要规范好宝宝的饮食。

运动
加强运动有助于脂肪的消耗。

别滥用抗生素！
有损于宝宝身体健康。

别在餐前吃零食！
餐前吃零食会增加胃肠负担。

别不爱运动！
缺乏运动不利于脂肪的消耗。

别食用高热量食物！
过多食用高热量食物会促进脂肪堆积。

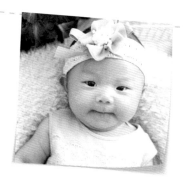
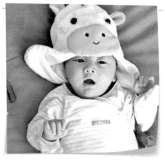
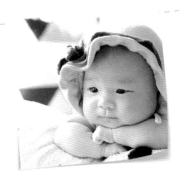

小儿夜惊

小儿夜惊是一种幼儿常见的睡眠障碍，生理因素和心理因素都可能导致夜惊出现。主要为睡眠中突然惊叫、哭喊，伴有惊恐表情和动作以及心率增快、呼吸急促、出汗、瞳孔扩大等自主神经兴奋症状。通常在夜间睡眠后较短时间内发作，每次发作持续 1~10 分钟。数分钟后缓解，继续入睡。

小儿为什么会出现夜惊

1 大脑尚未发育完善： 大脑尚未发育完善，中枢神经系统的抑制部分尤其是控制睡眠觉醒的大脑皮质发育不成熟，对宝宝的睡眠有影响。

2 心理因素： 心理因素占有一定的比例，包括情绪焦虑、压抑、紧张不安等。

3 病理因素： 持续的夜惊可能是由病理因素引起的，如大脑发育异常等。

如何对患小儿夜惊的宝宝进行护理

夜惊一般不需药物治疗，经常发生夜惊的宝宝，家长需要了解其心理状态，疏导焦虑不安。家长也不需过分紧张，但要注意防止因夜惊、夜游出现的危险，避免意外事故发生。发作后，要帮宝宝盖好被子，让他重新入睡。如反复发作，持续发作，应去医院排除病理性因素，如癫痫等。

推荐方式
- 养成良好的睡眠习惯
- 排除宝宝的焦虑
- 适当增加宝宝的运动量
- 均衡搭配宝宝膳食

不推荐方式
- 打骂刺激宝宝
- 缺乏充足的睡眠
- 营养不均衡
- 缺乏锻炼

小儿反复呼吸道感染

反复呼吸道感染属于中医"虚证"范畴。宝宝呼吸系统的发育不够完善,呼吸道免疫功能比较差,容易受外邪侵袭,反复发病。

反复呼吸道感染是指一年内发生上呼吸道感染的次数超过5次以上,下呼吸道感染次数超过2次以上。反复呼吸道感染常发生在秋冬季,天气忽冷忽热,昼夜温差大,是呼吸道疾病的多发季。两次感染的间隔时间至少7天以上,呼吸道每感染一次,免疫力就会受到抑制,恢复正常的时间就会拉长,下次会更容易感染。

小儿反复呼吸道感染的临床表现

反复呼吸道感染的内因多是病毒感染,会引起呼吸道上皮的剥落或坏死,失去完整的黏膜覆盖,会给感染制造机会,引起免疫系统功能的暂时性抑制。

反复呼吸道感染的外因是多方面的,与宝宝的生长环境、身体防御能力等都有关系。大多起病急,有发热、鼻塞、流鼻涕、咳嗽等症状,严重会伴有呕吐、腹泻等。

如何对患小儿反复呼吸道感染的宝宝进行护理

当宝宝患反复呼吸道感染时,应在缓解期进行干预调节,日常生活中做好防护。

增强体质
加强锻炼,提高免疫力。

空气流通
定时通风,保持室内空气新鲜。

加强营养
营养全面,提高免疫力。

适时增减衣物
随季节变化增减衣物。

别去公众场合！
人多的地方细菌病毒多,易感染。

别滥用药物！
随意食用激素药物有损宝宝健康。

别待在封闭环境！
生活环境闭塞,易造成细菌病毒感染。

别接触病原宝宝！
会造成病原交叉感染。

小儿盗汗

脾虚的宝宝通常生长发育比正常的宝宝差，并会出现自汗、盗汗的症状。小儿盗汗是指宝宝睡着的时候身上会出汗，当睡醒的时候就会停止，多发于5岁以下的宝宝。这个阶段正是宝宝生长发育最为旺盛的时期，容易出汗。但如果经常大量出汗，就不正常了。

引起小儿盗汗的原因有很多，喂养与护理不当、体质弱的宝宝常常会出现盗汗现象，体内缺乏维生素、久病后体质虚弱的宝宝也会出现盗汗现象。

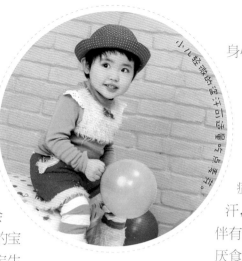

小儿盗汗的临床表现

如果宝宝是生理性盗汗，一般不需要药物治疗，可以采取相应的措施。如果宝宝在白天活动量过大或者过多食用高热量的食物而导致夜间盗汗，可以相应控制宝宝睡前的活动量和进食量，有利于宝宝身心健康。

如果宝宝属于病理性盗汗，应及时送医院查明病因，对症治疗。

小儿盗汗的基本症状是夜间宝宝大量出汗，有时白天也会出汗，伴有面色苍白、倦怠乏力、厌食等情况。如果宝宝出现这些症状，妈妈应该及时送宝宝去医院诊疗。

如何对患小儿盗汗的宝宝进行护理

宝宝夜间出现盗汗，要及时查明原因，并给予适当的处理。对于病理性的盗汗，查明病因，及时补充身体缺乏的必需物质。对于生理性的盗汗，妈妈一般采取相应的措施即可。在日常生活中，妈妈需学习一些缓解宝宝夜间盗汗的护理知识。

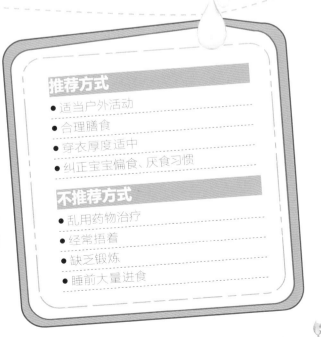

推荐方式
- 适当户外活动
- 合理膳食
- 穿衣厚度适中
- 纠正宝宝偏食、厌食习惯

不推荐方式
- 乱用药物治疗
- 经常捂着
- 缺乏锻炼
- 睡前大量进食

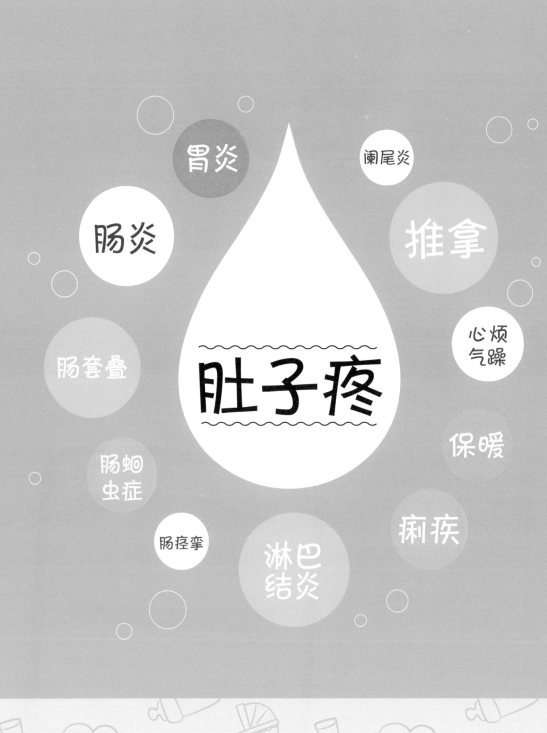

胃炎

阑尾炎

肠炎

推拿

心烦气躁

肠套叠

肚子疼

保暖

肠蛔虫症

痢疾

肠痉挛

淋巴结炎

第七章
最怕宝宝说肚子疼

宝宝肚子疼是很常见的问题，有的宝宝过一阵子就好了，有的宝宝被家长带到医院检查，得到的结果可能是要做手术，这是为什么呢？其实，宝宝肚子疼的原因很多，表现出来的症状也很多，妈妈们需要怎样辨别与护理宝宝肚子疼的情况呢？本章我们来看看吧。

关于腹痛，
妈妈需要知道的
根据观察与触摸做出判断

实际上，大部分宝宝腹痛并不是什么疑难问题。多功能性腹痛一般是由于吃的不合适，或者肚子受凉，有的过一段时间就会自愈；有的随着排便，也会好起来。

宝宝腹痛，妈妈要做的观察

1 观察宝宝的精神状态：宝宝腹痛的时候，妈妈注意看宝宝的精神状态，如果宝宝能说能笑，则证明宝宝没有什么大的问题。如果宝宝没有力气说话，不想动，身体蜷缩到一起，应及时带宝宝去医院治疗。

2 触摸宝宝腹部：宝宝肚子疼时，妈妈可以摸摸宝宝肚子，如果宝宝肚子柔软，没有坚硬的触觉，且宝宝不会喊疼，就没有大问题。如果妈妈一触摸，宝宝就喊疼，或者哭闹，肚子摸起来比较硬，这时妈妈要引起警惕了。妈妈对宝宝肚子软硬程度没有合理的判断，应及时送到医院就诊。

3 腹痛是否反复发作：如果宝宝肚子疼过一段时间后就不疼了，妈妈无需太担心。但有时宝宝肚子反复疼痛，好了一段时间之后又疼，或者越来越厉害，妈妈应及时带宝宝去医院。

4 行动是否自如：有时宝宝喊着肚子疼，但是还可以跑跑跳跳，并不影响正常活动，一般没什么大的问题。

5 其他伴随症状：如果宝宝除了肚子疼还有其他相应症状发生，比如发热、呕吐或者大便带血等，都应该及时去医院就诊。

6 宝宝是否发冷：宝宝的抵抗能力不健全，季节交替时只能通过身体的信号向家人传递信息。有时宝宝着凉会引起腹痛，妈妈可以通过摸肚子感觉宝宝是否应该加衣。同时观察是否伴随咳嗽等其他症状，注意对宝宝做好保暖。

何时需要就医

引起宝宝腹痛的原因有很多，妈妈应注意观察宝宝并采取相应的措施，情况严重时要及时就医。

细菌性痢疾
细菌引起的肠道感染会导致腹痛。

肠痉挛
暴饮暴食等不当行为引起肠壁肌肉收缩。

急性阑尾炎
脐周疼痛，会转移到右下腹，疼痛持续。

急性胃炎
饮食不当引起中上腹疼痛，多伴有呕吐。

肠炎
主要是以脐周为中心的下腹部疼痛。

肠系膜淋巴结炎
腹痛多在右下腹，全腹柔软。

肠蛔虫症
不良的饮食卫生习惯所致腹痛。

肠套叠
阵发性腹痛，大便呈果酱样。

宝宝腹痛，妈妈该做什么

宝宝腹痛的原因有很多，从肠道炎症到便秘或者着凉都可能导致宝宝肚子疼，所以妈妈不能单纯地依据宝宝肚子疼这一表象来判断宝宝得了什么病，应结合宝宝的精神状态，采取相应的措施。如果宝宝精神尚好，能玩能跳，则不需要太担心，如果宝宝精神不振，面色苍白，妈妈应该及时带宝宝去医院治疗。在宝宝腹疼时，妈妈要知道哪些能做，哪些不能做。

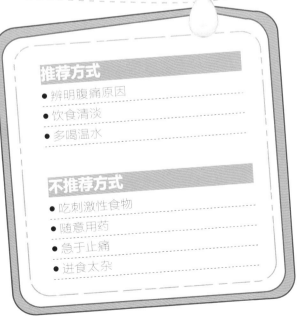

推荐方式
- 辨明腹痛原因
- 饮食清淡
- 多喝温水

不推荐方式
- 吃刺激性食物
- 随意用药
- 急于止痛
- 进食太杂

不同年龄段宝宝腹痛的护理

不同年龄段宝宝腹痛的护理大多相同，腹痛是一种主观感觉，妈妈可以根据宝宝的表现采取不同的护理措施。

宝宝腹痛不一定是肚子里有虫

现在生活卫生条件都有了很大的改善，寄生虫的感染率越来越低。少数宝宝肚子疼可能是寄生虫症的表现，但肚子疼的原因有很多，不能直接判断为宝宝肚子里有虫，更不能直接给宝宝服用杀虫的药，而应该带宝宝去医院化验治疗。

伴随流感带来的腹痛

流感季节，身体抵抗力不好的宝宝容易染上流感。除了嗜睡、全身酸痛外，还伴有腹部疼痛，就可能是患上流感了。这种腹痛没有明显的疼痛部位，妈妈可以在宝宝肚子上敷热水袋。

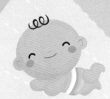

不同年龄段护理有不同

0~3 个月宝宝

及时就医，查明婴儿的腹痛原因。

4~12 个月宝宝

保持规律的生活习惯，保证充足的睡眠，妈妈不要打乱宝宝休息时间。

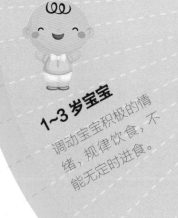

1~3 岁宝宝

调动宝宝积极的情绪，规律饮食，不能无定时进食。

护理方法

对于宝宝腹痛，妈妈需要根据宝宝症状采取相应措施，不能根据感觉盲目判断。

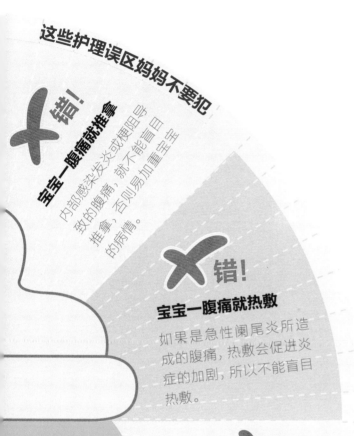

这些护理误区妈妈不要犯

✗ 错！
宝宝一腹痛就推拿

内部感染发炎或梗阻导致的腹痛，就不能盲目推拿，否则易加重宝宝的病情。

✗ 错！
宝宝一腹痛就热敷

如果是急性阑尾炎所造成的腹痛，热敷会促进炎症的加剧，所以不能盲目热敷。

✗ 错！
腹痛就要吃驱虫药

这种做法是错误的，应通过化验诊断出宝宝肚子有虫才能对症用药。

认识误区

妈妈喜欢凭直觉对宝宝采取一些护理措施，但有些是错误的。

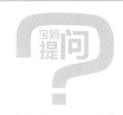

医生您好，我家宝宝快满 6 个月了，肠胃一直不太好，两次大便化验结果都是消化不良。请问，可以加辅食吗？

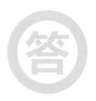

您好！可以等到满 6 个月后再开始添加辅食，只要宝宝体重增加是正常的，即使大便中有消化不彻底的残渣也没有关系。

✓ 宝妈要知道

1　**一般情况下宝宝的腹痛**不是什么大问题，妈妈注意采取相应的护理措施就能缓解宝宝腹部疼痛。

2　**应该根据宝宝的身体情况和病因**采取相应的护理措施，不能盲目地进行。

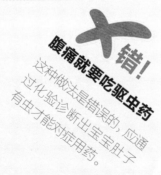

宝宝腹痛，要认清原因对症治疗

积极帮助宝宝缓解腹痛

宝宝肚子疼有很多原因，虽然妈妈对宝宝比较了解，但一般都没有医生那样的经验来判断宝宝身体到底出现了什么状况。那腹痛都是由什么原因造成的呢？

宝宝可能发生腹痛的原因

胀气

胃肠道胀气多表现为吃完饭后腹部疼痛或者不适，会感到恶心、腹胀、打嗝或者排气过多，每天肠道潴留气体过多就会有胀气的感觉。

胀气多是由于消化不良、胃肠功能紊乱、喝碳酸饮料或食入大量发酵产气的食物等造成的。

肚子着凉

宝宝抵抗寒冷的能力没有大人强，腹部的脂肪比较少，当季节更替或者夜里睡觉没注意保暖，往往会使宝宝的肚子受凉，腹部疼痛。

盲肠炎

初生宝宝很少见盲肠炎，多见于5岁以上的宝宝。会在右下腹有缓慢渐强的疼痛，持续数小时，伴有恶心、缺乏精力等表现。

不过有的盲肠炎右下腹疼痛不明显，需警惕。

寄生虫

由于卫生清洁问题，被宝宝吃进肚子的寄生虫在体内繁殖，宝宝会伴有过敏、湿疹等其他症状。有的体内有蛔虫的宝宝没有任何症状，有的宝宝只有轻微的不舒服。

急腹症

宝宝腹部发生绞痛或持续剧烈腹部疼痛并伴随着呕吐、脸色苍白及腹壁僵硬紧绷的疼痛，就可能是急腹症。急腹症是指腹腔内、盆腔、腹膜后组织和脏器发生了急剧的病理变化，从而产生以腹部为主要症状和体征，同时伴有全身反应的临床综合征。常见的急腹症有急性阑尾炎、急性肠梗阻、肠套叠等。

宝宝腹痛时该如何护理

造成宝宝腹痛的原因很多，妈妈应该辨清原因对症护理。

推拿
由胀气引起的腹痛，妈妈可以缓慢推拿宝宝腹部。

去医院
右下腹疼痛并伴有恶心、精神不振。

化验大便
宝宝肚子有寄生虫时。

保暖
由着凉引起的腹痛。

别乱推拿腹部！
触摸到宝宝腹部比较僵硬时，不宜推拿。

别心烦气躁！
宝宝哭闹时，妈妈应及时安抚宝宝。

别滥吃杀虫药！
在医生指导下对症用药。

别惩罚宝宝！
情志因素也会引发肠痉挛出现腹痛。

如何缓解宝宝腹痛

虽然对妈妈来说准确地辨别宝宝腹痛的原因有些难度，但是也要积极地采取措施帮宝宝缓解疼痛。认真查看宝宝腹痛时的反应，视情况而定。若只是一般的腹痛，妈妈可采取简单的物理疗法；若情况比较严重，则应及时送宝宝去医院就诊。

推荐方式
- 随时观察宝宝的疼痛变化
- 不随意推拿、热敷
- 去医院就诊

不推荐方式
- 责骂宝宝
- 使劲晃动宝宝身体
- 随意用药

腹痛

宝宝的特别餐单

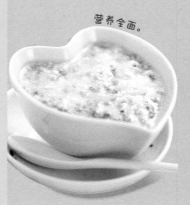

营养全面。

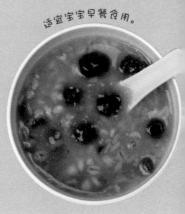

适宜宝宝早餐食用。

宝宝腹痛期间，合理的膳食搭配有利于身体的恢复，不能轻易地进食刺激性食物。宝宝腹痛的原因有很多，首先应判断出宝宝腹痛的根本原因，在对症治疗的同时合理搭配膳食，帮助宝宝全面补充营养。

西湖牛肉羹

原料：牛肉 50 克，胡萝卜 20 克，豆腐 30 克，盐、水淀粉、植物油各适量。

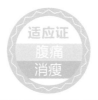

适应证
腹痛
消瘦

红枣桂圆粥

原料：红枣、桂圆干、粳米、薏米各 25 克，白糖适量。

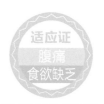

适应证
腹痛
食欲缺乏

制作方法

1. 牛肉洗净，绞成馅；胡萝卜洗净，切丁；豆腐剁泥。
2. 锅烧热，放入适量植物油，将牛肉馅放入锅中煸炒，然后加入适量清水，放入胡萝卜丁和豆腐泥，大火烧开转小火煮20 分钟。
3. 出锅前倒入适量水淀粉勾芡，加盐调味即可。

营养评价：牛肉富含优质蛋白、血红素铁等。西湖牛肉羹味道鲜美，营养丰富，益于宝宝消化吸收。

1. 红枣、桂圆干洗净、去核；薏米、粳米浸泡 15 分钟。
2. 粥锅加水，放入薏米、粳米和红枣，大火烧开，转中小火煮 30 分钟。
3. 加入桂圆干，煮至成粥，加白糖调味即可。

营养评价：健脾益胃，温中散寒，止痛。

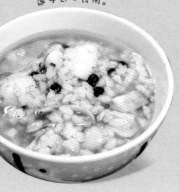

莲子去心食用。

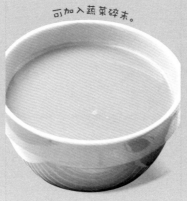

可加入蔬菜碎末。

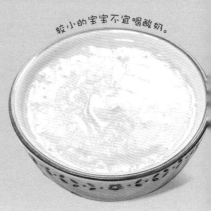

较小的宝宝不宜喝酸奶。

莲子百合红豆粥

原料：莲子、红豆各 40 克，百合 20 克，粳米 60 克。

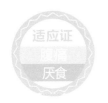

适应证
腹痛
厌食

1. 莲子去心，泡软；红豆用水提前浸泡；百合和粳米分别洗净。

2. 砂锅中加适量水，大火烧开后放入所有原料，用勺子及时搅动，以免粘锅；盖上盖子，大火煮开后转小火煮 1 小时即可。

营养评价：补脾养阴，缓解腹痛。

五谷糊

原料：红豆、粳米、小米、玉米粒、花生仁各适量。

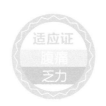

适应证
腹痛
乏力

1. 红豆和花生仁提前浸泡 2 小时。

2. 粳米、小米和玉米粒分别洗净。

3. 将所有原料放入豆浆机中，加入适量清水，按米糊键，制作完成即可。

营养评价：五谷糊含有丰富的碳水化合物，容易消化吸收，对于经常腹痛的宝宝，可补充维生素、微量元素。

香蕉酸奶昔

原料：香蕉 1 根，原味酸奶 1 杯。

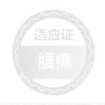

适应证
腹痛

1. 香蕉去皮，切成小块。

2. 与酸奶一起放入料理杯中，打磨至溶合即可。

营养评价：香蕉肉质软糯、香甜可口、营养丰富，含有的食物纤维可刺激大肠的蠕动，使大便通畅，缓解腹痛。

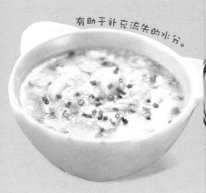
有助于补充流失的水分。

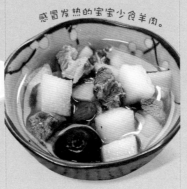
感冒发热的宝宝少食羊肉。

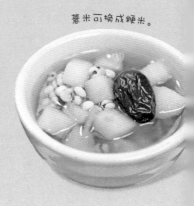
薏米可换成粳米。

鱼丸青菜豆腐羹

原料：鱼丸2颗，青菜30克，豆腐20克，水淀粉、香油、盐、葱花各适量。

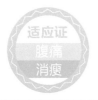
适应证
腹痛
消瘦

山药炖羊肉

原料：山药、羊肉各100克，枸杞子、红枣、盐各适量。

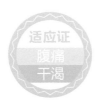
适应证
腹痛
干渴

山药薏米红枣粥

原料：山药、薏米各30克，红枣适量。

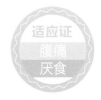
适应证
腹痛
厌食

制作方法

1. 将青菜洗净，切末；豆腐洗净，切碎。
2. 水烧开，放入鱼丸和豆腐碎，再次烧开，放入青菜末和葱花，倒入水淀粉，放入盐和香油调味即可。

营养评价：鱼丸没有刺、味道佳；豆腐营养丰富，能为宝宝提供优质蛋白。鱼丸青菜豆腐羹，将鱼肉、豆腐和蔬菜相结合，既营养又美味。

1. 羊肉洗净切块，沸水中焯后沥干。
2. 山药削皮，洗净，切小块；把山药块和羊肉块放入砂锅，加适量水，大火烧沸撇去浮沫。
3. 放入枸杞子和红枣，改用小火慢炖2小时，加盐即可。

营养评价：温中止痛，健脾开胃。

1. 薏米提前浸泡1小时，山药去皮洗净、切块，红枣洗净。
2. 薏米、山药块和红枣一起放入高压锅内，加多于食材2倍的水，盖上盖子，按煮粥键，煮20分钟即可。

营养评价：山药和红枣都有健脾止泻的功效。

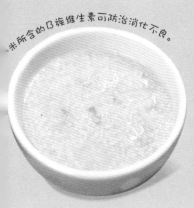

米所含的B族维生素可防治消化不良。

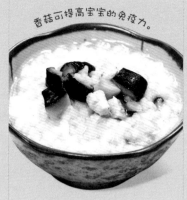

香菇可提高宝宝的免疫力。

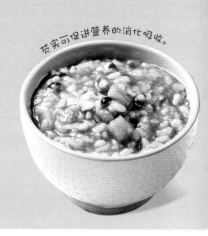

芡实可促进营养的消化吸收。

小米山药粥

原料：山药 45 克，小米 50 克，白糖适量。

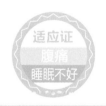

适应证
腹痛
睡眠不好

香菇鸡肉粥

原料：香菇 20 克，粳米 100 克，鸡肉 50 克。

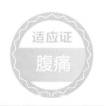

适应证
腹痛

芡实薏米山药粥

原料：芡实、山药各 25 克，薏米 30 克，粳米 60 克。

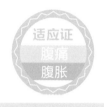

适应证
腹痛
腹胀

---

1. 山药削皮，洗净，切小块。
2. 小米洗净，放入锅中，加适量水，煮 5 分钟。
3. 放入山药块一起煮，大火煮 5 分钟，改小火煮 15 分钟。
4. 放入适量白糖调匀即可。

营养评价：和中利湿，宝宝腹痛时可食用。

1. 香菇、粳米洗净；香菇、鸡肉切小丁。
2. 粳米放入锅中，加适量水，大火烧开，小火煮熟。
3. 加入香菇丁和鸡丁，继续煮 10 分钟即可。

营养评价：健胃消食，行气止痛。

1. 山药去皮，洗净，切块。
2. 芡实和薏米洗净，用水浸泡 2 小时，然后倒入锅中，加水大火煮开后，调成小火煮 30 分钟；倒入粳米，继续用小火煮 20 分钟；加山药块煮 10 分钟即可。

营养评价：健脾益肾固涩，腹痛宝宝可以食用。

与腹痛密切相关的5种常见病

引起宝宝腹痛的原因有很多

造成宝宝腹痛的原因有很多，小到肚子着凉，大到各种腹部炎症都能造成宝宝腹痛，表现症状也各式各样。如果妈妈没有判断病因的能力，要及时送宝宝去医院诊治。

小儿肠绞痛

肠绞痛虽然很常见，但至今没有发现确切的发病原因，多以为与生长发育有关，随着年龄增大，发病逐渐减少。而对于父母来说，宝宝得肠绞痛是令人焦虑的，特别是当肠绞痛的原因和治疗方法不明确的时候。根据研究显示，有10%~20%的婴儿曾有肠绞痛的现象，多半发生于3个月以内的婴儿，并多见于易激动、兴奋、烦躁不安的婴儿。

肠绞痛的宝宝有什么表现

肠绞痛又称肠痉挛、痉挛性肠绞痛。3个月以下婴儿肠绞痛的主要表现为阵发性的哭闹，可大声哭叫持续数小时。哭时面部潮红、口周苍白、腹部胀而紧张、双腿向上蜷起、足发凉、双手紧握，直至幼儿力竭、排气或排便而绞痛终止。

如何应对肠绞痛

家长们要细心地观察宝宝是否有因其他的需求没有被满足而引起哭闹。例如宝宝肚子饿了、尿布湿了、鼻塞、环境太冷或太热，也有的宝宝是睡醒后想要有人抱或找人玩。如果都不是，再考虑宝宝是否为肠绞痛所引起的哭闹。

可使宝宝在保暖条件下入睡，常可自愈。可以用暖手推拿腹部，在腹部放置热水袋以缓解痉挛及排出积气；也可在医生指导下用西甲硅油滴剂或乳糖酶滴剂治疗。

出现什么情况要带宝宝去医院

宝宝如果哭闹一阵，时间不长，自然恢复正常，吃喝玩不受影响，可先在家观察，必要时就医。如果宝宝在哭闹的过程中还伴有其他病症发生，如发热、反复呕吐、脸色苍白、便血等，应立即就医。

肠绞痛的原因及注意事项

肠绞痛其实并不是一种病，现将婴儿肠绞痛定义为：营养充足的健康婴儿每天哭闹至少 3 个小时，每周哭闹至少 3 天，且至少持续 1 周。肠绞痛的原因有以下几种。

神经发育不成熟
宝宝肠壁的神经发育不成熟，容易造成肠道蠕动不规律。

腹部胀气
缺少分解食物的消化酶，可能会造成肚子胀气或疼痛。

不良情绪
妈妈的焦虑和烦躁情绪也会影响到宝宝。

喂奶方式不当
宝宝吸入的奶水过多或过少。

别随意给宝宝吃止疼药！
应在医生指导下用药。

别对宝宝发脾气！
宝宝对环境很敏感。

别喂食太多！
宝宝不易消化太多的食物。

别在宝宝哭闹时用力晃动宝宝！
会对宝宝腹部造成伤害。

如何对患肠绞痛的宝宝进行护理

患肠绞痛的宝宝，长期反复哭闹会使妈妈抓狂，但不必太担心。绞肠痛并不会影响宝宝的正常生长，宝宝长大后在行为发育上与正常宝宝并没有什么区别。在日常生活中，妈妈可以掌握一些护理技巧，帮助宝宝缓解疼痛。

推荐方式
- 暂忌食牛奶、鸡蛋等
- 避免宝宝肚子看凉
- 多喝温水
- 可以用温毛巾热敷

不推荐方式
- 吃得太多太饱
- 喂养姿势不当
- 没做好保暖工作
- 环境嘈杂

脾胃不和

中医认为脾胃是后天之本，吃下去的食物先由胃初步消化，然后由脾进行运化，把食物中的营养物质转运至全身。人体的生命活动有赖于脾胃输送的营养物质，脾胃是人体健康的轴心力量。宝宝脾胃不和，不仅会影响睡眠、情绪和食欲，也会引起器质性疾病。

宝宝刚出生时脾胃功能是没有发育成熟的，它要跟着宝宝一起慢慢成长。宝宝处于生长发育的阶段，营养与能量的需求相对较大，当家长疏于细心呵护，后天喂养不当容易导致宝宝脾胃不和。宝宝脾胃的情况也取决于遗传和先天体质的影响。

脾胃不和的临床表现

脾胃不和可以通过宝宝进食的情况看出来：宝宝食欲不振，吃完不易消化导致食量减少，或伴随有腹胀、腹痛等表现；严重时会有呕吐、睡觉不踏实等症状，宝宝会面色暗淡无华、疲倦乏力、厌食或者拒食。

如何对患脾胃不和的宝宝进行护理

宝宝脾胃不和，大多不需要去医院，妈妈应该在生活作息和饮食上对宝宝做好护理。

饮食
每日饮食要定时定量。

食物的选择
食物多以好消化为主。

运动
多锻炼身体。

补水
多喝温水，少进冷饮。

饮食别过于油腻！
油腻食物加重宝宝肠胃负担。

饮食别过快！
易造成食物堆积，不易消化。

别受凉！
注意宝宝腹部保暖。

别吃刺激性食物！
易刺激宝宝肠胃。

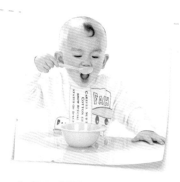
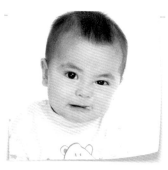
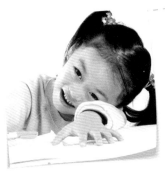

小儿肠梗阻

一般是由肠管内或肠管外的病变引起肠内容物通过障碍，称作肠梗阻，多发于小婴儿。

引起肠梗阻的原因主要有两种，一种是机械性肠梗阻，是由于肠狭窄、肠套叠、肠扭转、肠肿瘤等原因造成的；另一种是功能性肠梗阻，是由于重症肺炎、消化不良、肠道感染、腹膜炎及败血症等引起的肠麻痹所致。

小儿肠梗阻的临床表现

宝宝发生肠梗阻之后，因为肠内物质堵塞、肠管蠕动紊乱，宝宝会出现腹痛、腹胀、呕吐或肛门停止排便等症状。若症状严重，宝宝会有脱水、精神萎靡、烦躁、发热或嗜睡的表现。若发生肠梗阻，妈妈应立即带宝宝去医院治疗。

如何对患小儿肠梗阻的宝宝进行护理

由于小儿肠梗阻发病原因不同，因而治疗措施也有所不同。对于患小儿肠梗阻的宝宝，妈妈应该及时送医院进行专业检查，根据医嘱对症治疗。在治疗期间，妈妈应该帮助宝宝做好相关护理，加强营养补充，以缓解疾病给宝宝身体带来的不适。

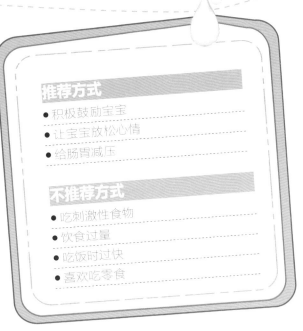

推荐方式
- 积极鼓励宝宝
- 让宝宝放松心情
- 给肠胃减压

不推荐方式
- 吃刺激性食物
- 饮食过量
- 吃饭时过快
- 喜欢吃零食

小儿阑尾炎

阑尾是细长弯曲的盲管，在腹部的右下方，位于盲肠与回肠之间，它的根部连于盲肠的后内侧壁，远端游离并闭锁。阑尾尖端因人而异，可指向各个方向。

阑尾是回肠与盲肠交界处的一条蚯蚓状突起，有时会发炎，就叫阑尾炎。人们往往把阑尾炎又叫盲肠炎，其实阑尾与盲肠是两种不同的生理器官，阑尾紧挨着盲肠。

阑尾炎是腹部的常见病、多发病，大多数患者及时就医，能获得良好的治疗效果。阑尾并不是任何作用都没有，它可以帮助抑制具有潜在破坏作用的体液性抗体反应，同时能够提供局部的免疫作用，因此不要轻易切除阑尾。

小儿阑尾炎是常见的急腹症，发病率较成人低，症状较不明显，但容易发生穿孔、坏死、腹膜炎等症状，应及时治疗，否则会对宝宝身体健康造成危害。

小儿阑尾炎的临床表现

宝宝患阑尾炎时表现为腹痛、发热、呕吐等，应及时就诊或留院观察。

如何对患小儿阑尾炎的宝宝进行护理

宝宝患病之后通常会对日常生活造成极大的影响，妈妈要及时为宝宝做好护理。

积极心态
缓解宝宝心理压力。

缓慢摇晃宝宝身体
帮助宝宝减轻疼痛。

及时量体温
及时掌握宝宝体温升降情况。

药物治疗
按照医嘱及时给宝宝用药。

别捂着
开窗通风，保持空气流通。

别进食油腻
会增加肠胃负担。

别吃刺激性食物
会刺激宝宝肠胃。

别过量运动
易引起宝宝身体不适。

小儿急性胃肠炎

小儿急性胃肠炎多是由细菌、病毒感染引起的胃肠道急性、弥漫性炎症。多是由于宝宝吃了不干净的食物或者环境卫生不清洁造成的。小儿急性肠胃炎是一种常见的消化道疾病，宝宝胃肠功能发育不足，对外界的感染抵抗力比较差，容易发病。多发生于秋季，起病急，常在 24 小时内发病，一般 2~5 天就可恢复。

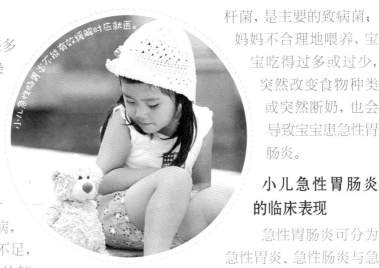

小儿急性胃肠炎不能有效缓解时应就医。

宝宝患小儿急性胃肠炎的原因有很多：宝宝患病时不合理地使用抗生素等，会造成霉菌对胃肠的侵犯，特别是致病性大肠杆菌，是主要的致病菌；妈妈不合理地喂养，宝宝吃得过多或过少，突然改变食物种类或突然断奶，也会导致宝宝患急性胃肠炎。

小儿急性胃肠炎的临床表现

急性胃肠炎可分为急性胃炎、急性肠炎与急性胃肠炎，可表现为恶心、呕吐，最基本的表现为腹痛、腹泻，一日可泻数次甚至达到 10 次。

如何对患小儿急性胃肠炎的宝宝进行护理

如果症状较严重，妈妈应及时送宝宝去医院进行专业治疗。在宝宝患病期间，妈妈应该做好日常护理，以缓解宝宝不适。

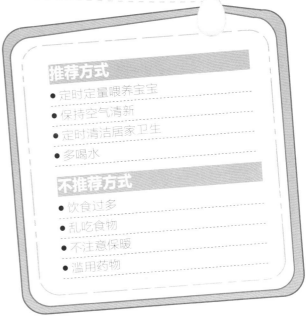

推荐方式

- 定时定量喂养宝宝
- 保持空气清新
- 定时清洁居家卫生
- 多喝水

不推荐方式

- 饮食过多
- 乱吃食物
- 不注意保暖
- 滥用药物

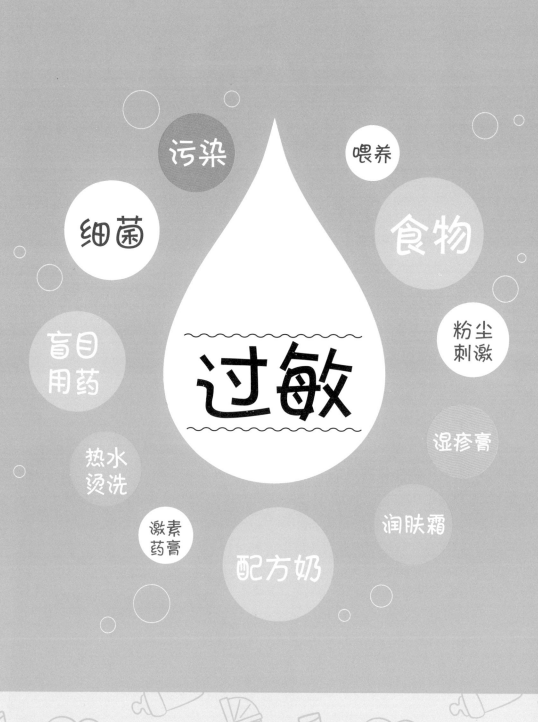

污染

喂养

细菌

食物

盲目用药

粉尘刺激

过敏

湿疹膏

热水烫洗

润肤霜

激素药膏

配方奶

第八章
过敏的宝宝
越来越多了

　　刚出生的宝宝抵抗力较差，会因为各种各样意想不到的原因引起过敏。从出生后的第一口奶到特殊环境中的粉尘等，都有可能引起宝宝的不适。妈妈不能因为要保护宝宝而不让宝宝接触外界环境，重要的是如何做好预防和护理。早早了解，做好防患，帮助宝宝健康成长。

关于过敏，妈妈需要知道的

最根本的方法是避免过敏原

很多宝宝出生不久就有满脸的湿疹，痒得难受，晚上睡不好，光想挠痒，脸都抓破了，以后可能还会转为其他过敏问题，如哮喘或过敏性鼻炎等。这是为什么呢？应该如何预防呢？

母乳喂养是预防过敏的最佳措施

母乳并非是无菌的，而是含有一定量的益生菌，通过乳汁传递给宝宝。

母乳含有的正常菌群定植宝宝的肠道，可以发挥免疫调节功能。母乳含有大量的细胞因子，能够调节免疫，从而降低宝宝发生过敏的风险。母乳含有分泌型免疫球蛋白 IgA，它能够与大分子物质结合，附着在肠黏膜表面，阻止大分子物质透过肠黏膜。

婴儿期过敏，今后容易出现过敏性疾病

很多宝宝有轻度到中度的过敏，脸上或身上会出现皮炎，家长往往并不在意，觉得无所谓——宝宝有点湿疹不碍事。还有家长并不知道宝宝是过敏了，认为只是发热引起的。看着宝宝往身上乱抓甚至抓破了，才明白宝宝是"痒"！其实，宝宝过敏，远不止痒。

过敏是常见的慢性疾病之一。从婴儿期开始，可能会伴随终生。不仅会增加疾病负担，还会影响个人的生活质量。

虽然医学及科技已经相当发达，但对过敏的发病机制研究得还不够透彻。很多过敏性疾病如哮喘、过敏性鼻炎等能够控制，却无法根治。

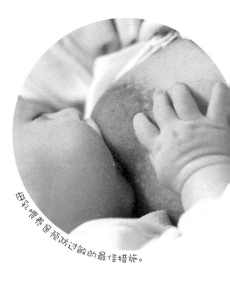

母乳喂养是预防过敏的最佳措施。

导致宝宝过敏的因素

有研究表明，如果父母有过敏史，宝宝患过敏的机率高于其他宝宝，但并不意味着宝宝一定会过敏。

父母有过敏
一位家长是过敏体质,宝宝患过敏的机率为20%~40%。

配方粉喂养
宝宝初期进食婴儿配方粉。

接触的细菌少
家里经常使用消毒剂或抗生素。

环境污染
宝宝经常吸二手烟。

食物
过早添加辅食。

粉尘刺激
过早地接触花粉、毛绒玩具等。

食物复杂
宝宝肠胃适应能力不强。

喂养方式
第一口奶非母乳。

如何预防宝宝过敏

宝宝过敏与生活习惯有着不可分割的关系，预防宝宝过敏要从妈妈怀孕期间就做好准备，过敏与妈妈的健康营养状况及宝宝出生后的喂养都有关系。在日常生活中，妈妈应帮助宝宝保持良好的生活习惯，预防宝宝过敏。

推荐方式
- 宝宝第一口奶应是母乳
- 避食过敏食物
- 合理使用抗生素
- 合理使用益生菌

不推荐方式
- 吸二手烟
- 过早添加配方粉
- 频繁使用抗生素
- 无医学指征的剖宫产

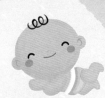

不同年龄段宝宝过敏的护理

当宝宝免疫系统对来自空气、水源、食物中的天然无害物质出现过度反应时，就可以认为出现了过敏。

导致过敏的原因

导致过敏的原因除了来自外界可接触的物质外，也有人体自身的原因。有些宝宝是过敏体质，过敏体质的宝宝大多具有遗传性，是指宝宝身体的免疫系统存在缺陷，异于常人，在相同情况下有的宝宝过敏，而有的宝宝不过敏。

食物过敏

食物是人类赖以生存的物质之一，可给人体提供能量和各种营养要素，但有些对食物过敏的宝宝，在食入某种食物后免疫系统出现异常反应，有时甚至会导致休克或死亡。并不是所有食物进入人体后都会出现异常情况，免疫系统不健全的宝宝可能会出现食物过敏。

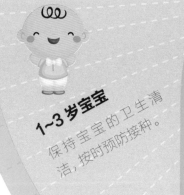

不同年龄段护理有不同

0~3 个月宝宝
确保宝宝出生的第一口食物是母乳，确保哺乳期妈妈的健康和营养。

4~12 个月宝宝
坚持母乳喂养，不要过早地添加辅食。

1~3 岁宝宝
保持宝宝的卫生清洁，按时预防接种。

护理方法

不同年龄段宝宝过敏的护理方法大多相同，远离过敏原，让宝宝健康成长。

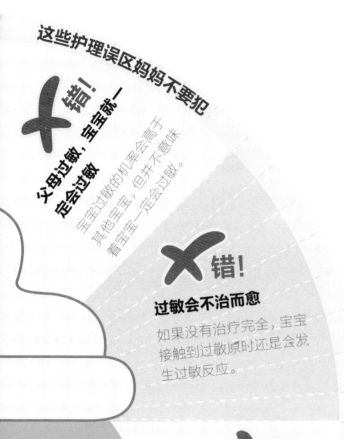

这些护理误区妈妈不要犯

✗ 错!

父母过敏，宝宝就一定会过敏

宝宝过敏的机率会高于其他宝宝，但并不意味着宝宝一定会过敏。

✗ 错!

过敏会不治而愈

如果没有治疗完全，宝宝接触到过敏原时还是会发生过敏反应。

认识误区

妈妈在宝宝过敏问题上还是存在一些误区的。一起来了解一下吧。

✗ 错!

所有过敏情况都能查出过敏原

能检测到的过敏原只有一些，并不是所有的过敏情况都能查到过敏原。

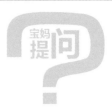
医生您好，宝宝 2 个月，早产儿，这两天宝宝眼周围开始起疹子，请问是湿疹吗？要抹东西吗？谢谢。

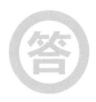

答

您好！可能是过敏了，另外，宝宝这个时候过敏，可能是食物过敏，也可能与其他因素有关。最好看一下医生。

宝妈要知道

1 妈妈要保证宝宝的第一口食物是母乳。

2 宝宝过敏时应尽可能回避过敏原，同时在医生指导下服用活性益生菌纠正宝宝免疫系统。

3 妈妈的过敏原并不是宝宝的过敏原，不意味着宝宝一定是过敏体质。

那些易引起宝宝过敏的东西

过早添加辅食易致食物过敏

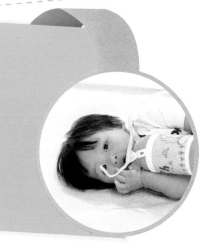

过敏是人体一种机体的变态反应，当一些外来物质进入人体后，人体免疫系统产生了过度反应，将外来的正常物体当作有害物质，故而产生了排斥。

食物过敏

食物过敏是指我们食入某些食物后，由于身体的免疫系统发生过激的免疫反应，导致身体出现各种症状。一般表现在皮肤、呼吸道、肠胃等方面，会出现咳嗽、呕吐、口腔瘙痒、腹泻、荨麻疹、腹痛等一系列症状，严重时可能会窒息。

环境过敏

有时宝宝一上床或是一进入某一个特定的环境就会引发咳嗽，或者身体上会出现红斑，这可能与环境过敏有关，长时间未清洗的地毯或者床单被罩，往往积累了尘螨，抵抗力未发育完全的宝宝常常会尘螨过敏。对环境过敏的宝宝，家中不宜有地毯、毛绒玩具等。

了解宝宝过敏的环境，并做好相应防护措施，可以在专业医生的指导下帮助宝宝解除过敏，而不能自己随意使用抗生素等药物。

花粉过敏

春暖花开的时候，家长带宝宝去郊外游玩，有的宝宝吸入花粉之后，会产生过敏反应，而过了开花季节，宝宝则很少出现过敏情况，这种就是花粉过敏。

花粉过敏很容易引起打喷嚏、面部瘙痒、呼吸困难或者荨麻疹等状况发生。在春季来临之前，妈妈可以提前为宝宝做好防护工作。

怎么查找过敏原

当怀疑宝宝存在过敏情况时，可以停止给宝宝食用怀疑的食物或者远离怀疑过敏的环境，如果宝宝出现的过敏症状明显见好，可以再有意识地让宝宝食用或接触被怀疑的食物和环境，若宝宝的过敏情况再次发生，就可以确定宝宝的过敏原了。

哪些食物容易造成过敏

不是所有的食物进入宝宝体内都会引起过敏,那么有哪些食物容易引起过敏呢?

牛奶蛋白过敏
主要累及皮肤、消化和呼吸系统。

鸡蛋过敏
妈妈过早地给宝宝吃鸡蛋。

海鲜过敏
过早地添加海鲜食品。

大豆过敏
大豆这类不好消化的食物往往会引起相应的过敏。

种子类食物过敏
包括芝麻、小麦等。

牛、羊肉过敏
先尝试添加鸡肉。

干果过敏
花生、腰果等比较容易引起过敏。

柑橘类过敏
妈妈应该少量添加柑橘类辅食。

食物过敏怎么做

宝宝出生的第一口食物应该是母乳,宝宝年龄小的时候应以母乳喂养为主,添加辅食的月龄不要太早,添加辅食的种类不要太多、太杂,应循序渐进。如果宝宝还是会产生食物过敏,妈妈不要气馁,应帮助宝宝做好相应护理。

推荐方式
- 坚持母乳喂养
- 远离过敏食物及其制品
- 合理选择抗过敏药物
- 食用其他营养物质

不推荐方式
- 太早添加辅食
- 食物繁杂
- 吃刺激性食物
- 接触过敏原

过敏

宝宝的
特别餐单

容易导致过敏的食物有牛奶、鸡蛋、花生、坚果、鱼、大豆、小麦等，大约占到食物过敏的95%以上。国外对小麦及坚果过敏的人比较多，而国内对小麦及坚果过敏的人较少。

婴儿最常接触和最易致敏的食物抗原是牛奶，大多数普通奶粉是由牛乳改进而来的。由于羊奶和牛奶有交叉蛋白抗原，对牛奶过敏的宝宝对羊奶很可能也过敏。

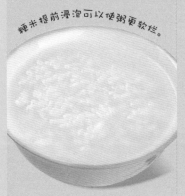

粳米提前浸泡可以使粥更软烂。

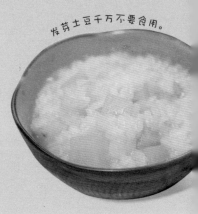

发芽土豆千万不要食用。

粳米粥

原料：粳米 30~50 克。

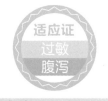

适应证
过敏
腹泻

土豆粥

原料：土豆、粳米各 50 克。

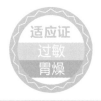

适应证
过敏
胃燥

制作方法

1. 粳米洗净，放入锅中。
2. 加入适量清水煮成粥即可。

营养评价：粳米容易消化吸收，一般不容易过敏，可以作为婴儿辅食之一。对市售婴儿米粉过敏的宝宝，可以自制米粉作为满6个月以上宝宝的辅食，7个月以上可以逐步尝试米粥。但需要注意肉类等食物的添加，必要时可补充复合营养素来满足宝宝发育的需要。

1. 土豆去皮，清洗干净，切成小块。
2. 加适量水将土豆块和粳米共煮成粥即可。

营养评价：土豆味甘、性平，具有健脾和中、益气调中的功效，此粥适于过敏宝宝食用。

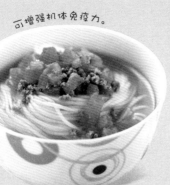
可增强机体免疫力。

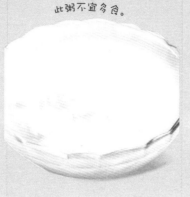
此粥不宜多食。

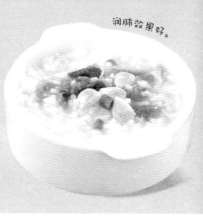
润肺效果好。

西红柿肉末面条

原料：肉末 10 克，西红柿半个，面条 50 克，盐适量（1 岁以内不加盐）。

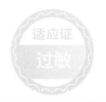

1. 西红柿洗净，切小块。
2. 油锅烧热，将肉末和西红柿块炒一下，加入适量清水，大火烧开。
3. 放入面条煮熟，加盐调味即可。

营养评价：西红柿含丰富的维生素、矿物质，搭配上含有高蛋白质的肉末，有益于宝宝饮食均衡。

参苓粥

原料：太子参、茯苓各 10 克，姜片 5 克，粳米 120 克。

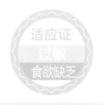

1. 将太子参切薄片，茯苓捣碎泡半小时，加姜片和水熬汁。
2. 取药汁 2 次，加粳米同煮成粥即可。

营养评价：能益气补虚，健脾养胃。可缓解过敏引起的食欲不振、反复呕吐。

杏仁猪肺粥

原料：杏仁 10 克，猪肺 50 克，粳米 60 克，葱花适量。

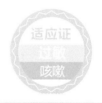

1. 杏仁去皮，洗净。
2. 猪肺洗净，切块，放入锅内汆出血水后，用水漂洗干净。
3. 将洗净的粳米与杏仁、猪肺块一起放入锅内，加适量水，大火煮沸转小火煮成粥，撒上葱花即可。

营养评价：能提升宝宝免疫功能，对过敏性咳嗽等呼吸系统疾病有一定的缓解作用。

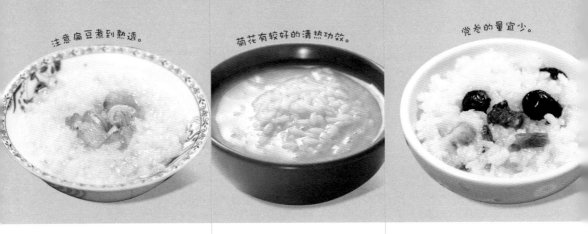

注意扁豆煮到熟透。　　菊花有较好的清热功效。　　党参的量宜少。

山药扁豆粥

原料：白扁豆 15 克，粳米、山药各 30 克，白糖适量。

适应证　过敏　腹泻

菊花粥

原料：菊花、桑叶各 15 克，粳米 60 克。

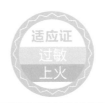

适应证　过敏　上火

参枣糯米饭

原料：糯米 100 克，党参 5 克，红枣、白糖各适量。

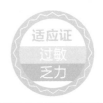

适应证　过敏　乏力

制作方法

1. 先将山药洗净，去皮切片。
2. 锅内加适量水，煮至粳米、白扁豆半熟；加入山药片煮成粥，加白糖即可。

营养评价：益气健脾，调中固肠。适合于大便不成形、次数多的宝宝。

1. 将菊花、桑叶加水熬煮，去渣取汁。
2. 将粳米放入汁液中，煮粥即可。

营养评价：适合于在夏天易患过敏性鼻炎的宝宝，该食疗方不但有缓解鼻炎的作用，而且有助清火。

1. 糯米洗净，加适量水。
2. 放入红枣、党参，蒸成饭，食用前加入适量白糖即可。

营养评价：具有健脾益气作用，适用于过敏的宝宝。

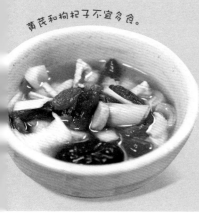
黄芪和枸杞子不宜多食。

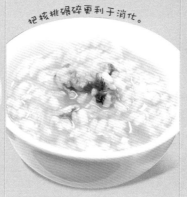
把核桃碾碎更利于消化。

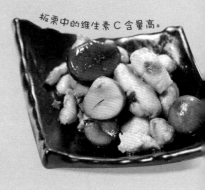
板栗中的维生素C含量高。

黄芪炖鸡

原料：鸡肉 150 克，黄芪 15 克，红枣 3 颗，枸杞子 10 克，葱段、姜片、盐各适量。

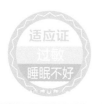
适应证
过敏
睡眠不好

核桃粥

原料：粳米 100 克，核桃仁 10 克。

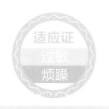
适应证
过敏
烦躁

板栗烧鸡

原料：鸡腿 100 克，板栗 20 克，老抽、生抽、盐各适量。

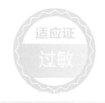
适应证
过敏

1. 鸡肉切块，加水，大火煮开，撇浮沫。

2. 放入黄芪、红枣、葱段和姜片，加盖，大火煮至上气后转小火炖 1 小时，起锅前加枸杞子和盐，煮 5 分钟即可。

营养评价：补气健脾，益肺止汗。能增强体质，抗病毒，预防宝宝过敏。

1. 粳米淘洗干净；核桃仁洗净，拍碎。

2. 粳米、核桃仁碎放锅内，加入适量的水，煮熟即可。

营养评价：温阳健脾，纳气归肾。

1. 鸡腿剁块，板栗剥壳；炒锅放油，五成热时放鸡块。

2. 加开水，焖 10 分钟；加入板栗，继续焖 15 分钟；加入老抽、生抽、盐，加热至汤汁略少即可。

营养评价：温阳补虚。

与过敏密切相关的5种常见病

宝宝过敏要提前做好防护

一般的过敏往往皮肤会出现红斑、红疙瘩，伴有咳嗽、呕吐等症状，妈妈只需帮助宝宝避开过敏原即可。而严重的过敏会引起荨麻疹、湿疹等常见病。

湿疹

湿疹是宝宝常见的皮肤病，多于婴幼儿时期发病，近一半发生在6个月以内，俗称"奶癣"，好发于发际、面颊、四肢屈侧、阴囊，严重时累及全身。

湿疹主要表现为皮肤上出现红色小米粒样皮疹或疱疹，糜烂后有渗出液，干燥后结痂，痂皮脱落后露出红色潮湿的表皮，剧烈瘙痒，宝宝时常哭闹不安、搔抓摩擦，破溃处容易并发感染。得过湿疹的宝宝以后相对容易发生其他过敏性疾病，如哮喘、过敏性鼻炎、过敏性结膜炎等。

湿疹与过敏的关系

婴幼儿湿疹与过敏有密切联系，或者可以直接说引起湿疹的主要诱因就是过敏。宝宝的消化道屏障和皮肤屏障发育不全，很容易对一些食物、外界气候或环境因素产生过敏反应，进而诱发湿疹。

湿疹可以自愈吗

宝宝得了湿疹，家长一定要树立信心，只要坚持正确的治疗方法，有效地回避诱发湿疹的各个因素，随着宝宝自身免疫功能的逐渐完善，大部分湿疹是可以自愈的。但也有少数宝宝到后期会转成慢性湿疹，导致湿疹反复发作，甚至到了成年仍受其困扰的地步，严重影响生活质量。

干性湿疹与湿疹的区别

宝宝不肯入睡，浑身乱抓或者磨蹭，但身上并没有发现皮疹或红斑，这时要考虑是干性湿疹在作怪。干性湿疹主要由皮肤水分脱失、皮脂分泌减少引起，多见于冬季。表现为皮肤干燥、有较细的裂纹，多发于四肢。如果怀疑宝宝是干性湿疹，妈妈应注意不要过度、频繁地给宝宝洗澡，不要使用香皂等刺激性用品，洗完澡后要及时使用润肤剂，保护皮肤水分不被蒸发。

湿疹的不同护理方式

对于婴幼儿，局部外用糖皮质激素配合润肤保湿剂是目前治疗湿疹的首选疗法。但这并非是治疗所有湿疹的"万能公式"，我们要根据宝宝湿疹的程度和阶段来合理选择用药。

注意饮食即可
适用于范围很小、症状较轻的湿疹。

使用激素药膏
局部皮肤破溃，出现渗水、渗血、红肿等情况。

使用湿疹膏
皮肤完全不渗水时。

使用润肤霜
皮肤红肿现象有所好转后。

别用肥皂洗！
对皮肤是一种化学性刺激。

别吃刺激性食物！
会使湿疹加重或复发。

别用热水烫洗！
会加重过敏，使红肿更严重。

别盲目用药！
湿疹病程较长，易反复发作，应积极配合医生治疗。

如何对患湿疹的宝宝进行护理

患湿疹的宝宝皮肤比健康宝宝更敏感，妈妈不应该按照正常宝宝的需求来照顾患湿疹的宝宝，因此在穿衣、饮食等方面妈妈都要做好相关护理，避免环境对宝宝造成伤害。若情况严重，应及时送宝宝去医院就诊。

推荐方式
- 尽量选择宽大松软的纯棉衣服
- 居室环境保持干净整洁
- 坚持母乳喂养
- 清淡饮食

不推荐方式
- 穿衣过厚
- 随意抓挠伤口
- 饮食过于油腻
- 接触过敏原

过敏性荨麻疹

荨麻疹也叫风疹块，是很常见的皮肤病，反复发作是其特征。有15%~20%的人至少发生过1次。皮疹为暂时性风团，常在数小时内消失，伴有剧烈瘙痒，可累及皮肤和黏膜。

引起荨麻疹的原因有很多，常见原因有食物过敏、药物过敏、感染、吸入物、物理因素、精神因素、内分泌因素和遗传因素等。

婴儿荨麻疹能自愈吗

婴儿荨麻疹分为急性和慢性。婴儿急性荨麻疹，在避免过敏原的情况下，有时是可以自愈的，一般来讲，急性荨麻疹比较好治。婴儿荨麻疹和过敏性体质、胃肠道功能失调有一定关系。有的宝宝肠胃功能失调，母乳喂养的妈妈应减少摄入肥甘厚腻。对于过敏性体质宝宝，应查明过敏原，让宝宝尽量避免接触确定的过敏原，这样才能痊愈。总之，越早明确婴儿荨麻疹患病的原因，针对病因给予相应的干预措施，一般预后越好。

慢性荨麻疹与急性荨麻疹有何不同

荨麻疹发作的急性期大多只需要使用对抗过敏反应的抗组胺药物治疗，大部分的荨麻疹会在48小时以内缓解。少数荨麻疹会反复发作，当宝宝皮疹持续发作超过6周的时候，就称为慢性荨麻疹，需要长时间的治疗。

如何对患荨麻疹的宝宝进行护理

急性荨麻疹一般于短期内即可治愈，而反复发作的慢性荨麻疹需要去医院进行专业治疗。在日常生活中，妈妈都要做好相关护理。

睡眠
保证充足的睡眠。

运动
适当运动，增强机体免疫力。

饮食
宜清淡饮食。

保暖
做好保暖工作，别着凉。

别随意吃药！
有损宝宝身体健康。

别有心理障碍！
保持积极心态会促进宝宝病情恢复。

别什么都忌口！
宝宝需要补充营养。

别不积极治疗！
会对宝宝身体造成损害。

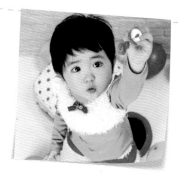
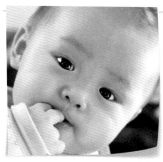
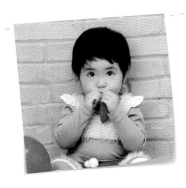

手足口病

手足口病是由多种肠道病毒引起的常见传染病。常见的有肠道病毒71型（EV71）和A组柯萨奇病毒、埃可病毒等。以婴幼儿发病为主，儿童和成人感染后多不发病，但能传播疾病。大多数患儿症状轻微，发热，手、足、口等部位出现皮疹或疱疹。

少数患儿可并发中枢神经系统、呼吸系统损害，引起脑炎、脑膜炎、神经麻痹、肺水肿、心肌炎等。个别重症患儿病情进展快，甚至导致死亡。

本病可以经过胃肠道传播，也可以通过呼吸道传播，如果接触患儿的口鼻分泌物、疱疹液、污染过的物品也可以传播。

手足口病有后遗症吗

手足口病大多为轻型病例，有自限性（1~2周），一般预后良好，经过积极治疗和护理会痊愈，不会留下后遗症。但仍有极少数的宝宝会出现重型的感染，父母一旦发现宝宝出现发热、皮疹等症状，就要尽快到医院就诊。

如何对患手足口病的宝宝进行护理

轻症患病的宝宝不必住院，宜居家治疗、休息，需要妈妈帮助宝宝做好日常护理。症状严重的宝宝，应及时就医。在治疗期间，妈妈也应在医生的指导下对宝宝进行专业护理。

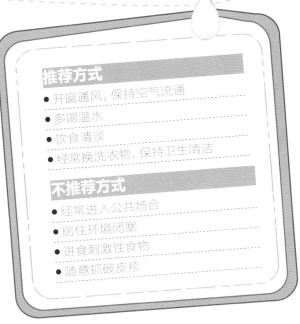

推荐方式
- 开窗通风，保持空气流通
- 多喝温水
- 饮食清淡
- 经常换洗衣物，保持卫生清洁

不推荐方式
- 经常进入公共场合
- 居住环境闭塞
- 进食刺激性食物
- 随意抓破皮疹

过敏性鼻炎

过敏性鼻炎是儿童常见的变态反应性疾病，临床以鼻痒、阵发性喷嚏、大量水样鼻涕和鼻塞为主要症状，属于中医学"鼻鼽"的范畴。随着大气污染等环境问题日益严重，我国儿童过敏性鼻炎的发病率已达10%，并呈持续增长的趋势。

过敏性鼻炎是引发哮喘的一项重要危险因素。持续的鼻部症状可对宝宝的记忆力、注意力和睡眠造成持久影响，给宝宝和家长带来很多苦恼，严重影响生活质量。

过敏性鼻炎的临床表现

患有过敏性鼻炎的宝宝会出现如下症状：

1 鼻痒：是患过敏性鼻炎的先发症状，往往除鼻痒外，还伴随有咽喉、眼、耳朵等部位的发痒症状。

2 流鼻血：过敏性鼻炎宝宝会有阵发性喷嚏，每天数次阵发性发作，会不自觉流清鼻涕，有时会流出少量鼻血或鼻涕带血丝。

3 嗅觉减退：过敏性鼻炎发作时嗅觉减退得较为显著，发作间期嗅觉会恢复正常。

4 头痛：偶尔会伴有轻微的头痛。

5 鼻塞：由于鼻黏膜发生水肿，加上分泌物阻塞，就会出现鼻塞。若过敏性鼻炎发作时间过长，有形成鼻息肉的可能，会使鼻塞加重。

如何对患过敏性鼻炎的宝宝进行护理

宝宝患过敏性鼻炎时，妈妈可以带宝宝找医生专业治疗，也要在家做好日常护理。

穴位推拿
缓慢推拿鼻部两侧穴位。

经常通风
保持空气清新。

按时睡觉
保证睡眠充足。

补充水分
适量喝果汁补充维生素，并多喝温水。

别养宠物！
动物皮毛容易引发过敏。

别去公共场所！
空气不流通，加重过敏反应。

别吃易过敏的食物！
会加重宝宝炎症。

别吃刺激性食物！
不利于炎症恢复。

水痘

水痘由水痘带状疱疹病毒引起，是传染性极强的常见出疹性传染病。水痘全年均可发生，在冬春季较为多见，宝宝半岁至2岁时最容易被传染。水痘主要通过空气中的飞沫传播，还可以通过接触宝宝疱疹内的疱浆以及衣服、玩具等而传染。90%以上未出过水痘的宝宝感染病毒后会发病，一次感染后可获终身免疫。水痘的病原体是水痘——带状疱疹病毒，仅对人有传染性，存在于患者疱疹的疱液、血液和口腔分泌物中，人群容易感染。对于没有接种过水痘疫苗的宝宝都有可能被传染水痘病毒。

小儿得水痘时注意饮食中清阳。

宝宝得了水痘会有哪些反应

宝宝在起病初期会有类似感冒的症状，有的宝宝没有任何不适症状，而有的首先出现皮疹。皮疹先在躯干出现，逐渐延及头面部和四肢，呈向心性分布，即躯干多、面部四肢较少、手足更少。初起为粉红色针尖大小的斑丘疹，数小时后变成透明饱满绿豆大小的水疱，周围绕以红晕。

如何对患水痘的宝宝进行护理

一般来讲，12月龄至12周岁未感染过水痘、也没有接种过水痘疫苗的宝宝，接种一次水痘疫苗就可对水痘产生足够的免疫力，达到预防疾病的效果。而对患水痘的宝宝，妈妈可以做好相关护理。

推荐方式
- 注意清洁卫生
- 关注宝宝体温
- 多喝温水
- 可以给宝宝淋浴

不推荐方式
- 去公共场所
- 接触其他水痘宝宝
- 吃刺激性、油腻食物
- 搔抓皮肤

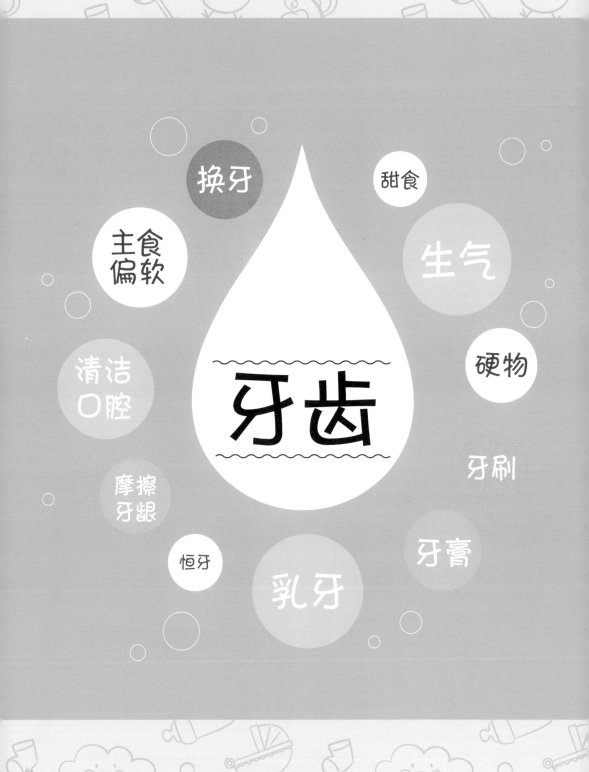

换牙

甜食

主食偏软

生气

硬物

清洁口腔

牙齿

摩擦牙龈

牙刷

恒牙

乳牙

牙膏

第九章
不要忽略
宝宝的牙齿

从乳牙到恒牙，人的一生中只有一次换牙的机会，一口漂亮的好牙不仅好看，也能给宝宝带来自信。牙齿的护理要从宝宝长乳牙时开始，乳牙的生长会影响恒牙的生长，所以不能忽略其中的任何环节。帮助宝宝长好牙齿是非常有必要的。

关于长牙和换牙，妈妈需要知道的

每个宝宝长牙速度不同

一般宝宝会在 6~10 个月时长出第一颗门牙。在 3 岁左右，所有的乳牙都应该长出来了。长牙有早有晚，妈妈们不用太过担心，只要宝宝的生长发育与平均值相差不大，就没有什么问题。

乳牙萌发的顺序

宝宝一般会在 6~10 个月时长出第一颗门牙，有的宝宝可能在 4 个月就开始长牙，有的宝宝 1 岁后才开始，只要宝宝身体健康，就不要担心。宝宝最先萌出的牙齿一般是下边靠中间位置的两颗门牙，等下边两颗门牙长出来后上面的两颗门牙会长出来，然后两边的牙齿会按照从前向后的顺序，相继长出来。一般左右位置对称的牙齿会同时长出，往往下面的牙齿长好后才长出上面的牙齿。而从前到后生长的顺序中，一般位于第四位的第一颗乳磨牙会比第三位的尖牙更早萌出。

宝宝乳牙上下加起来总共有 20 颗，从中间的门牙向两侧生长的乳牙名称依次为：乳中切牙，乳侧切牙，乳尖牙，第一乳磨牙，第二乳磨牙。上下左右分别对称。

宝宝牙齿的萌出存在个体差异，但整体生长趋势符合规律。受遗传、生活环境等因素影响，有个别牙齿的生长会不同于乳牙萌发顺序，妈妈不用太担心。

什么是恒牙

一般宝宝 6 岁时，第一恒磨牙会最先长出，乳牙就开始脱落，恒牙就是一生都不会再被替换的牙齿。

宝宝最先长出来的 20 颗牙齿是乳牙，在每颗乳牙牙根下方会有一颗恒牙胚正在发育长大，乳牙脱落，恒牙会取代乳牙的位置。

整个换牙期间，是宝宝保护牙齿的重要时期，第一颗恒磨牙会对宝宝颌面部的生长有定位与定高的作用，对其他恒牙的生长与排列也有很大的影响。在长久的换牙期间，妈妈要注意修正宝宝的不良习惯，让宝宝长出一口漂亮的恒牙。

宝宝长乳牙时妈妈该怎么做

宝宝长出第一颗乳牙的时间有早有晚，与宝宝的生长发育有关，一般会在6~10个月。在宝宝长牙期间妈妈应该做些什么呢？

清洁口腔
每天坚持用纱布清洗宝宝口腔。

摩擦牙龈
缓解宝宝出牙时的牙龈不适。

给予宝宝更多的安慰
宝宝出牙时会有睡眠不稳、磨牙床等不适。

时常擦拭宝宝面部
出牙前2个月左右，大多数宝宝会流口水。

别不注意清洁！
长牙的宝宝会把手中的玩具送进嘴里。

别不注意保暖！
长牙时宝宝抵抗力会下降，天冷时注意保暖。

别对宝宝生气！
宝宝出牙时可能会烦躁不安。

别让宝宝咬硬物！
会引起牙龈出血。

换牙期间妈妈要做的护理

换牙是一个漫长的过程，如果宝宝生活习惯不好，会导致牙齿出现各种问题，妈妈应该帮助宝宝做好日常护理，保证宝宝长出一口好牙。

推荐方式
- 注意预防和治疗乳磨牙龋病
- 注意口腔卫生
- 多吃水果蔬菜
- 多吃耐嚼食物

不推荐方式
- 吃糖过多
- 讨厌刷牙
- 对乳牙护理不关心
- 不检查牙齿

宝宝刷牙，妈妈这样做

在宝宝没长牙时也可以刷牙

有的妈妈会有疑问，宝宝没有长牙就可以帮他刷牙吗？其实宝宝还没开始长牙的时候就可以帮他刷牙了，这时候清洁的是宝宝的口腔，因为在宝宝的牙床上会残留喝奶后留下的垢渍。

妈妈可以坐在椅子上，将宝宝放在腿上，让宝宝的头稍微往后仰，用温开水沾湿干净的纱布，将食指深入口腔轻轻擦拭宝宝的舌头、软硬腭以及牙龈等部位。

当宝宝开始长出乳牙的时候，就可以用牙刷给宝宝刷牙了。给宝宝刷牙时，要选择软毛牙刷，牙刷头要比成人的小，刷面较平滑一些。

如何帮宝宝清洁牙齿

1岁半以后尤其是处于换牙期的宝宝要每天刷牙，牙刷选用不当、刷牙力度不当或者刷牙方式不对、不坚持每天刷牙都可引起蛀牙。

牙刷的选择

刷头圆钝且小，长度不能超过4颗门牙的宽度；刷毛软，前面的刷毛比较长；刷柄是防滑设计。牙刷要每2个月换1次。

牙膏的选择

等宝宝上幼儿园中班或大班时就可以开始用牙膏了，一次用绿豆大小的量，要保证宝宝每次刷完牙能漱干净口，确保宝宝把刷牙后的漱口水吐出来。

刷牙方式

一定要竖刷，而不能横刷。将牙刷放在牙龈部位，上牙往下刷，下牙往上刷，并按照一定的顺序刷牙，从后向前，从左到右，从外侧到内侧，每个牙面刷8~10次，刷完全口牙齿需要2~3分钟，要照顾到每一颗牙齿，而且要早晚各刷1次牙。

看牙医

每6个月让宝宝接受一次口腔健康检查。

宝宝刷牙的注意事项

宝宝刷牙不到位会导致很多问题的发生，比如口腔细菌增多、龋齿、牙龈炎等。

清洁口腔
宝宝没长出牙时就可以清洁口腔了。

刷牙力度适中
宝宝牙龈脆弱，刷牙力度应适中。

温水刷牙
宝宝牙齿脆弱，不宜受到刺激。

时常换牙刷
防止细菌感染。

刷牙时间别太短！
一般刷牙时间应为2~3分钟。

别只早上刷！
细菌易堆积在口腔，晚上也应该刷牙。

别不用牙膏！
使用儿童牙膏，用量可以控制为绿豆大小。

宝宝刷牙时妈妈该做什么

年龄太小的宝宝需要妈妈帮助刷牙，等长大一点儿，宝宝有自己动手的能力时，妈妈再把刷牙的权利交给宝宝。妈妈不能在宝宝自己刷牙时放任不管，应及时更正宝宝刷牙的姿势和方法，避免宝宝损害到牙齿或牙龈。

推荐方式

- 上下刷牙
- 力度适中
- 刷一段时间吐口水
- 口腔最里面的牙齿也要刷到

不推荐方式

- 不使用牙膏
- 只刷外面不刷里面
- 咬牙刷
- 睡前喝奶后不刷牙

宝宝有龋齿，妈妈怎么办

儿童龋齿的发病率非常高

龋齿俗称虫牙、蛀牙，是细菌性疾病，可以继发牙髓炎和根尖周炎。如不及时治疗，病变继续发展，形成龋洞，治疗起来较为费时、费事。

蛀牙和换牙的区别

蛀牙是细菌性疾病，会造成以下伤害：牙体缺损；龋洞内食物残渣滞留，细菌聚集，使口腔卫生恶化；乳牙因龋早失，造成恒牙间隙缩小，发生位置异常；乳牙龋坏破损的牙冠易损伤局部的口腔黏膜组织。蛀牙严重，造成咀嚼功能降低，影响宝宝的营养摄入，对生长发育就会造成影响；长大后可能会影响美观和正确发音。蛀牙是危害宝宝生长发育的常见口腔疾病之一，需要早期发现并干预治疗。

换牙是乳牙脱落、恒牙长出的过程。人的一生中都要长2次牙齿，即乳牙和恒牙。一般6~7岁开始换牙，先是门牙，然后是尖牙，最后是磨牙，直到12~13岁乳牙全部脱落，恒牙替换完毕。

乳牙要拔吗

大多数宝宝从5岁开始进入换牙期，一般从门牙开始更换。由于牙齿从内侧萌出，家长担心宝宝的恒牙往里长，所以早早就把乳牙拔掉，这是不正确的做法。乳牙可以诱导恒牙生长，过早地把乳牙拔掉，万一伤口好了，恒牙就有可能长不出来，造成牙齿萌出滞后。

拔乳牙最好不要过早或过晚，宝宝觉得乳牙开始自发地疼痛，并且影响了正常的饮食，就可以去医院把乳牙拔掉。家长所担心的"双排牙"情况其实很少发生，里面的牙齿在一段时间后会自动往前挪，然后自动排齐的。

儿童龋齿的危害性

乳牙龋坏破损的牙冠易损伤局部的口腔黏膜组织。乳牙龋坏严重，造成咀嚼功能降低，影响儿童的营养摄入，对生长发育造成影响。乳牙龋病发展为根尖周病，可作为病灶牙使机体的其他组织发生病灶感染。严重时龋齿会影响口腔美观和妨碍正确发音。

宝宝长牙发热、不睡觉怎么办

宝宝出齐 20 颗乳牙需要一年半到两年的时间。长牙可能引起发热、流口水、乱啃咬。随着牙齿数量的增加需要调整宝宝的饮食结构，妈妈一定要好好应对宝宝的出牙期。

安慰宝宝
关注宝宝，积极鼓励宝宝。

增加奶量
如果宝宝拒绝固体食物，可以增加奶量的摄入。

蔬菜榨汁
可以将固体的蔬菜榨汁给宝宝饮用。

主食偏软
主食可以选择半流质的烂面条或粥。

别饮食不规律！
均衡宝宝饮食，有利于增加宝宝抵抗力。

别不注意清洁！
长牙后易造成奶及食物残渣堆积在口腔内。

别吃太多甜食！
需要控制甜食的摄入。

别只喝果汁！
能吃水果尽量不喝果汁。

如何预防宝宝龋齿

在宝宝刚长牙齿时，大多数妈妈会认为新出的牙齿不需要太在意，往往不注意保护宝宝的乳牙。而大多数问题就是从妈妈的疏忽开始产生的，预防龋齿的工作并不是等到宝宝的牙齿都长全了才开始，应从牙齿一萌出就开始。

推荐方式
- 早晚刷牙
- 养成饭后漱口的好习惯
- 多吃蔬菜
- 定期检查口腔

不推荐方式
- 吃酸性、刺激性食物
- 睡前吃零食
- 吃含糖分高的食物
- 吃太多过于坚硬的食物

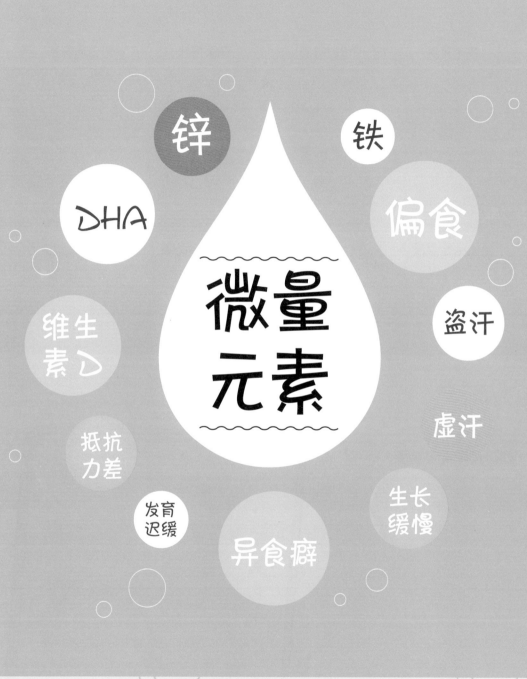

微量元素

锌
铁
偏食
盗汗
虚汗
生长缓慢
异食癖
发育迟缓
抵抗力差
维生素D
DHA

第十章
微量元素
那些事儿

微量营养素对于维持机体健康有着十分重要的作用，缺乏某种元素可能会引起机体生理功能的结构异常，严重时会发生各种病变。妈妈在日常生活中要帮助宝宝均衡膳食、适当运动，宝宝才能健康成长。

关于微量元素，
妈妈需要知道的
有的微量元素不需要特意补

提起微量元素，很多家长并不陌生，有的家长带宝宝去医院体检，首先要求医生给查个微量元素。什么是微量元素？宝宝体检真的需要查微量元素吗？钙、铁、锌、铅，哪个才是需要补充的微量元素？

微量元素检查结果不一定靠谱

矿物质包括常量元素和微量元素。微量元素，顾名思义，在人体中含量不多，占体内重量不足0.01%。在医院检查的所谓"微量元素"，通常包括钙、铁、锌、铜、镁、铅、镉等。

血液中微量元素含量存在很多不确定性，检查结果并不一定能反映真实的情况。

是否缺铁需要检查血常规，而不能仅仅靠检查血液中微量元素铁的含量；是否缺锌，尚没有特异性指标，需要不同时间至少检查2次血液中微量元素锌的含量，同时结合饮食调查情况及临床表现来判断。

血液里不缺钙也不能代表体内不缺钙，因为人体血液中的钙一般比较稳定，缺了会从骨骼里溶解出来维持血液中电解质的稳定。是否缺钙，一般需要通过检测血液中维生素D_3的含量并结合临床表现、体格检查等来判断。

检查结果中铅、镉的含量高低或许能反映出机体是否存在异常，超出参考范围意味着有中毒的风险。

因此，不能仅靠简单化验就来诊断宝宝是否缺某种微量元素。

理性看待微量元素检查

其实，国家相关机构已经规定，不能将微量元素作为宝宝常规体检。这也说明，微量元素不是必须要查的，参考价值也没有那么大。为了避免宝宝缺乏营养素，要做好饮食安排，必要时要结合多方面因素来综合判断。

宝宝如何补充营养

维生素D、DHA、锌、铁等是宝宝生长发育过程中不可缺少的营养素，如果发现宝宝有发育迟缓、体检不达标等问题就需要家长引起足够的重视，及时给宝宝补充营养。

维生素D
常规补充含有维生素D的鱼肝油或纯维生素D制剂。

DHA
儿童可以通过吃鱼类、蛋类食物来获得DHA。

锌
均衡奶类、蛋类、肉类与植物性食物的食入。

铁
早产儿和低出生体重儿常是缺铁的高危人群。

别单吃一类食物！
均衡饮食才能保证宝宝身体健康。

别不吃蔬菜！
绿叶蔬菜、豆腐等是含钙丰富的食物。

别不吃肉！
长期素食者有缺锌、缺铁的风险。

别不出门！
可以通过户外晒太阳来合成维生素D。

预防宝宝缺微量元素，妈妈应该这样做

通常在宝宝正常生长发育时，不需要特意补充大量的微量元素。其实宝宝需要的微量元素的量很少，在正常均衡饮食的情况下，若刻意补充某种元素，反而会影响宝宝体内对其他微量元素的吸收。在日常生活中妈妈该怎么预防宝宝缺乏微量元素呢？

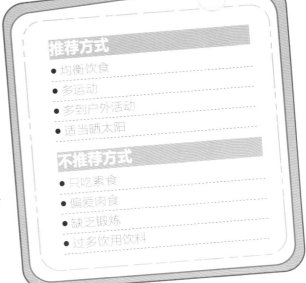

推荐方式
- 均衡饮食
- 多运动
- 多到户外活动
- 适当晒太阳

不推荐方式
- 只吃素食
- 偏爱肉食
- 缺乏锻炼
- 过多饮用饮料

宝宝缺锌，妈妈怎样做

均衡膳食少生病

锌在人体内含量不多，但属于人体必需的微量元素。它的作用不可小看，它对生长发育、智力发育、免疫功能、物质代谢和生殖功能等均发挥着重要的作用。说起宝宝缺锌这一话题，很多家长不禁会问：宝宝不肯吃饭，是缺锌吗？去医院检查微量元素可行吗？如何给宝宝补锌呢？

锌的重要生理功能

锌是酶的组成成分或酶的激活剂。锌在人体内参与200多种酶的组成，参与人体组织细胞呼吸、能量代谢，具有抗氧化的作用。锌还是合成RNA多聚酶、DNA多聚酶等活性物质所必需的微量元素。

促进生长发育

锌参与蛋白质合成及细胞生长、分裂和分化等过程。锌缺乏会影响RNA、DNA及蛋白质的合成，影响生长发育。

促进免疫功能

锌可增加淋巴细胞中T细胞的数量和活力。缺乏锌会影响免疫力。

增进食欲

锌与唾液蛋白结合成味觉素，可增加食欲。缺乏锌可影响味觉和食欲，甚至发生异食癖，如有的宝宝吃泥土、沙子等，可能与缺锌有关。

保护皮肤和视力

缺锌会引起皮肤粗糙和上皮组织角质化。

儿童随着年龄增长需锌量也要增加

锌在人体中发挥着重要作用，但人体需要的量并没有想象的那么多。一般情况下可以通过饮食摄入来满足机体对锌的需求。人体每天对锌的需求量并不是很多，对于6个月以内的婴儿，每天推荐摄入2毫克的锌，6~12月为3.5毫克，1~3岁为4毫克，4~6岁为5.5毫克。儿童随着年龄的增加所需要的锌也逐渐增加。

缺锌的临床表现

随着生活水平的提高，临床上儿童重度锌缺乏现象很少见了。锌缺乏可表现为生长落后、严重皮疹、腹泻、血清锌水平极其低下。

生长缓慢
与正常健康生长的宝宝相比发育相对缓慢。

反复感染
容易发生感染，并且反复发作。

食欲下降
没有什么食欲。

异食癖
吃常人不吃的东西。

抵抗力差
易生病。

偏食
偏爱吃某种食物。

出汗
易盗汗、虚汗。

智力发育迟缓
记忆差、反应迟钝。

宝宝缺锌，妈妈这样做

锌缺乏在全球各地的儿童中均有发生，大约有 25% 的人群存在锌缺乏的高危因素。锌缺乏的高危人群为 6~24 个月的宝宝，多是由于辅食或饮食安排不当引起的。如果宝宝长期拉肚子，则容易造成锌吸收不良，也会出现缺锌的状况。

推荐方式
- 多吃奶类、蛋类食物
- 多吃瘦肉
- 适当吃坚果

不推荐方式
- 长期素食
- 盲目相信血清锌检测
- 补锌过多

宝宝缺铁，妈妈怎样做

铁是人体必需的微量元素之一

铁是人体重要的必需微量元素之一，人体中含铁总量为3~5克。70%的铁存在于血红蛋白、肌红蛋白、血红素酶类等物质中；30%为体内储存铁，主要以铁蛋白和含铁血黄素形式存在。

铁的功能

铁参与造血；参与体内氧的运送、组织呼吸、正常免疫等过程。铁缺乏会造成缺铁性贫血，过量则会造成氧化损伤。

缺铁是全球最常见的营养素缺乏症

据联合国儿童基金会统计，全球大约有37亿人缺铁，其中大多数是妇女，发展中国家40%~50%的5岁以下儿童和50%以上的孕妇患缺铁病。

据调查显示，我国婴儿缺铁性贫血的患病率约为20%，而铁缺乏超过50%。幼儿缺铁性贫血的患病率约为10%，而铁缺乏超过40%。《中国0~6岁儿童营养发展报告（2012）》指出，2010年，6~12月龄农村儿童贫血（主要是缺铁性贫血）患病率高达28.2%，13~24月龄儿童贫血患病率为20.5%。由此可见，缺铁及缺铁性贫血问题在我国依然普遍。如何科学合理地给儿童补铁，显得尤为重要。

早产儿和低出生体重儿要补充铁剂

应尽量纯母乳喂养婴儿6个月，此后继续母乳喂养，同时及时添加富含铁的辅食，如米粉、肉类等。

幼儿应注意食物均衡，纠正畏食和偏食等不良习惯，鼓励进食富含维生素C的蔬菜和水果，促进非血红素铁的吸收。尽量采用强化铁的配方奶喂养。铁的良好来源包括肉类、肝类、鱼类等。

缺铁的临床表现

铁是人体必需微量元素中含量最多的一种,是红细胞生成和组织发育所必需的元素。缺乏铁会有以下不适。

反应迟钝
认知与行为异常。

消极
面色苍白,头发枯黄。

注意力不集中
对周围环境不感兴趣。

免疫力低下
易患疾病。

呼吸出现问题
心率加快。

消化出现问题
有呕吐、腹胀等表现。

焦躁
不能安静。

易惊醒
睡眠较浅。

宝宝缺铁,妈妈这样做

宝宝缺铁会很容易引起贫血,并影响宝宝的生长发育。一般新生儿出生时体内有充足的铁含量,随着年龄的增长,宝宝铁的需求量会慢慢加大,而母乳的铁含量会逐渐降低,要警惕缺铁性贫血。当宝宝缺铁时,妈妈应该这样做。

推荐方式
- 食用强化铁配方奶粉
- 多吃富含维生素 C 的蔬菜和水果
- 多吃肉类、肝类、鱼类等食物
- 按照医嘱口服铁剂

不推荐方式
- 偏食
- 炖汤不吃肉
- 食材烹调时间过长
- 摄入糖过多

宝宝缺钙，妈妈怎样做

母乳摄入充足没必要乱补钙

钙是人体中含量最多的无机元素，相当于体重的 2%，其中 99% 集中在骨骼和牙齿中。

钙的功能

钙是构成骨骼和牙齿的成分。能维持神经和肌肉的活动；促进体内酶的活动；参与凝血、激素分泌，保持体液酸碱平衡以及调节细胞正常生理功能。

婴幼儿需要多少钙

根据《中国居民膳食营养素参考摄入量（2013版）》最新推荐摄入量显示，钙的适宜摄入量（AI）0~6 月龄每天为 200 毫克，7~12 月龄为 250 毫克，1~3 岁为 600 毫克。

适宜摄入量是指通过观察或实验获得的健康人群某种营养素的摄入量。

对于 6 个月以内的宝宝，每天要摄入 200 毫克左右的钙，相当于母乳 600 毫升或配方奶 400 毫升。即使纯母乳喂养的宝宝，通常也很容易满足其对钙的需要量。

7~12 月龄的宝宝，每天需要钙 250 毫克左右，这就更容易达到了，每天只需要母乳 700 毫升左右或配方奶 500 毫升左右。

建议 7~12 月龄的宝宝保证每天摄入奶量达到 600~800 毫升，这样不仅摄入了足够的钙，同时还摄入了足够的其他营养素。只要奶量充足，就能满足所需钙的量，不用再额外补钙。

1 岁以后幼儿的饮食开始逐步向成人过渡，1~3 岁幼儿，每天需要钙 600 毫克。要想接近或达到 600 毫克的钙，则需要合理安排饮食。能母乳喂养则继续母乳喂养，母乳量最好能在 600 毫升以上，无法估计母乳量也没有关系，还可以估算喂宝宝几次奶。而配方奶的量则最好在 400~500 毫升，这样就可以每天从中摄入 200~250 毫克钙。如果选择纯牛奶，每天也应该给宝宝饮用 350 毫升以上。其他钙的来源，可以从食物中摄取，含钙丰富的食物有原味酸奶、豆腐、绿叶蔬菜、芝麻酱等。

缺钙的临床表现

身体缺钙会给宝宝带来很大危害。那么，宝宝缺钙都有哪些身体表现呢？

盗汗
睡觉时身体会出大量汗。

出牙晚
牙齿发育不良，参差不齐。

肌肉松弛
会出现驼背、胸骨疼痛。

睡觉不踏实
常夜间惊醒，哭闹不止。

湿疹
身体会出现红斑、丘疹。

食欲不振
不好好吃饭。

学步晚
1岁左右才开始尝试走路。

性情异常
脾气怪、坐立不安。

宝宝缺钙，妈妈这样做

钙是宝宝发育所必需的，是保证骨骼强壮的重要物质。如果宝宝每日摄入钙的含量没有达到需要量，则需要根据宝宝的生长与发育情况来综合判断是否要给宝宝补钙。当宝宝缺钙时，妈妈应该怎么做才能让宝宝身体的钙含量达到正常值呢？

推荐方式
- 多喝奶制品
- 多吃海鲜类、豆类食物
- 合理选择钙补充剂
- 母乳充足

不推荐方式
- 钙与牛奶一起服用
- 大量服用钙剂
- 钙片与主食一起吃
- 缺乏日晒

附录: 意外防护与急救

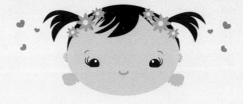

雾霾

减少外出,若外出尽量佩戴防霾口罩。如果没有外出,尽量不要给宝宝戴口罩(尤其是防雾霾口罩),否则有可能造成宝宝呼吸不畅,严重的会导致窒息。

雾霾天预防肺炎、哮喘等疾病

雾霾空气中的主要污染物为PM2.5(直径≤ 2.5微米的颗粒物)和大量的病菌、细菌。PM2.5很容易进入呼吸道、支气管,干扰肺部的气体交换,容易引发哮喘、支气管炎和心血管病等疾病,病菌容易让病情反复。

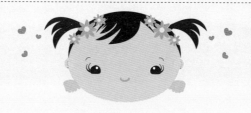

噎食

噎食是指在进食时食物突然堵塞食管或气管而出现的相应症状,包括突然出现的吞咽困难、剧烈咳嗽或呼吸困难。宝宝的喉咙、食道都比较窄小,在进食时经常会发生噎食的情况,严重的可能对生命造成威胁而意外死亡。

宝宝噎食的特征

一般情况宝宝噎食的表现有:进食时突然不能说话,并出现窒息的痛苦表情;患儿通常用手按住颈部或胸前,用手抠口腔。

1岁以下婴儿噎食如何急救

抱起宝宝,一只手捏住宝宝颧骨两侧,手臂贴着宝宝的前胸,另一只手托住宝宝后颈,让其脸朝下。在宝宝背上拍1~5次,并观察宝宝是否将异物吐出。

1岁以上的宝宝

5次拍背法:将宝宝的身体扶于救护员的前臂上,头部朝下,救护员用手支撑宝宝头部及颈部;用另一手掌掌根在宝宝背部两肩胛骨之间拍击5次左右。

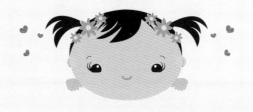

坠床

随着宝宝逐渐长大，睡觉也越来越不老实，会来回滚动，这样很容易出现坠床的危险。

宝宝坠床后，以下几种情况应立即去医院

头部有出血性外伤。宝宝摔后没有哭，出现意识不够清醒、半昏迷嗜睡的情况。在摔后两天内，又出现了反复性呕吐、睡眠多、精神差或剧烈哭闹。摔后大哭，但肢体活动受限，关节肿胀，一碰就哭，或者头不能摇摆，不灵活。

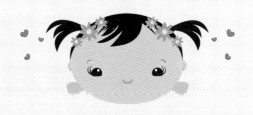

跌倒

跌倒也是宝宝经常会遇到的事，可能有些家长不以为然，觉得小宝宝走路不稳，跌倒是正常的，爬起来再跑，慢慢长大就好了。其实全世界范围内都存在跌倒致死亡的案例，家长要引起足够重视。

宝宝跌倒了，妈妈怎么办

当宝宝摔在地上时，不要急着迅速抱起，避免加重伤情。如果宝宝摔倒后立刻大声哭，哭声有力，唤名说话有反应，可能问题不大。临床上也见到过宝宝当时跌倒没有明显异常，几天后出现哭闹、呕吐等，到医院检查发现有颅内出血。如果摔倒后有短时意识丧失、脸发白、哭声无力、身体发软、唤名说话反应不明显就需要立刻去医院，一点儿时间都不能耽误。

此外，宝宝摔倒后，家长要首先检查宝宝有没有外伤，包括皮肤、四肢、骨骼、关节和头颅。如果皮下有血肿，可以用毛巾冷敷，促进血管收缩，以减少出血。如果皮肤有伤口，用干净纱布覆盖上，一定要先止血，保持伤口不要继续被污染，马上去医院。如果关节活动受限或骨骼出现问题，一定要保持跌倒的姿势去医院就诊，千万不要自行处理。

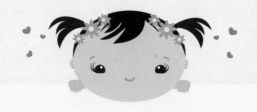

烫伤

意外烫伤是儿童家庭意外伤害的首要原因，也是所有意外伤害中受伤率最高的。由于小儿发育不成熟、皮肤娇嫩且薄、调节机能远不如成年人，一旦被烫伤，其创面一般较深，烧伤程度会很重，发生休克的概率比成人高得多。

宝宝烫伤了应该马上送医院吗

不一定。如果是面积不大的肢体烫伤可在家先行处理一下，将受伤的部位放在冷水中冲洗，或者用纱布或冰块湿敷，这样不但可以把皮下的温度降下来，还可起到止痛和减轻损伤的效果。但要注意避免皮肤破损，以免感染。也可用冷毛巾覆于创面，但切忌摩擦创面。

如果是Ⅰ度烫伤，即出现皮肤潮红，疼痛，在家处理就行了；Ⅱ度烫伤损害到了真皮，烫伤大约30分钟后会起水疱，Ⅱ度以上的烫伤应立即送医院处理。

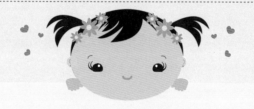

误食

嘴是宝宝最喜欢用的探索工具，一旦抓到什么东西，不管能不能吃，有没有毒，总喜欢往小嘴里塞。一不留神，误食、误吸的意外就发生了。因此，妈妈除了要更加小心呵护宝宝外，还需要掌握一些家庭急救措施。

误吞固体异物

宝宝常常喜欢把随手拿到的硬币、纽扣、戒指、笔帽、核桃等异物放进嘴里玩弄，可能会不小心吞入胃肠道或滞留在食管，即出现胃肠道异物或食管异物。

若异物体积较小，一般不出现特别症状，不需治疗，1~2天内异物会随大便排出；若异物体积较大，或误食的是尖锐的异物，如大头针、鸡骨头、鱼骨头等，必须马上到医院处理。

不要让宝宝玩体积过小、容易含入嘴巴的小件物品；不要让宝宝吃带骨头或硬壳的食物；家中的小物品，如硬币、玻璃球、纽扣、小玩具等，要妥善保管；一些小而坚硬的食品，如花生、核桃等干果类食品，也不要随意放置。

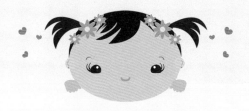

外伤

由于小儿缺乏生活经验，缺少对危险因素的辨别能力，所以小儿外伤极为常见。小儿一旦发生外伤后亦不能明确表达部位和程度，所以在小儿发生外伤时，老师或者父母不能只看到小儿表面的皮肤损伤，也要注意是否有骨折、脑外伤或内脏破裂出血等，应及时去医院诊断和治疗。

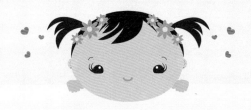

触电

儿童触电是比较常见的儿童意外伤害，儿童因触电而死亡的人数占儿童意外死亡总人数的 10.6%。由于儿童活泼好动，对这个世界充满了好奇，发生触电事故的概率更高。儿童触电，多因宝宝玩弄电器、插座、开关、电线，无意接触不安全的电器设备或雷雨时被雷电所击。所以妈妈要注意让宝宝远离这些危险因素。

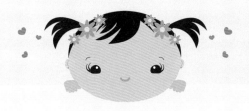

溺水

普及儿童安全游泳知识，进行游泳安全教育，培养孩子自我保护意识，教会宝宝如何自救和互救。

宝宝游泳时，家长务必陪同，做好监护工作，不要让宝宝自行游泳。

图书在版编目 (CIP) 数据

宝宝生病妈妈这样做 / 崔霞著 . -- 南京：江苏凤凰科学
技术出版社 , 2018.9
（汉竹·健康爱家系列）
ISBN 978-7-5537-9088-6

Ⅰ . ①宝… Ⅱ . ①崔… Ⅲ . ①小儿疾病－常见病－防治
Ⅳ . ① R72

中国版本图书馆 CIP 数据核字 (2018) 第 046465 号

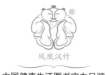

凤凰汉竹

中国健康生活图书实力品牌

宝宝生病妈妈这样做

著　　　者	崔　霞
主　　　编	汉　竹
责 任 编 辑	刘玉锋
特 邀 编 辑	张　瑜　杨晓晔　仇　双
责 任 校 对	郝慧华
责 任 监 制	曹叶平　方　晨

出 版 发 行	江苏凤凰科学技术出版社
出版社地址	南京市湖南路 1 号 A 楼，邮编：210009
出版社网址	http://www.pspress.cn
印　　　刷	南京新世纪联盟印务有限公司

开　　　本	720 mm×1 000 mm　1/16
印　　　张	12
字　　　数	220 000
版　　　次	2018 年 9 月第 1 版
印　　　次	2018 年 9 月第 1 次印刷

| 标 准 书 号 | ISBN 978-7-5537-9088-6 |
| 定　　　价 | 42.00 元 |

图书如有印装质量问题，可向我社出版科调换。